思想觀念的帶動者

文化現象的觀察者

本土經驗的整理者

生命故事的關懷者

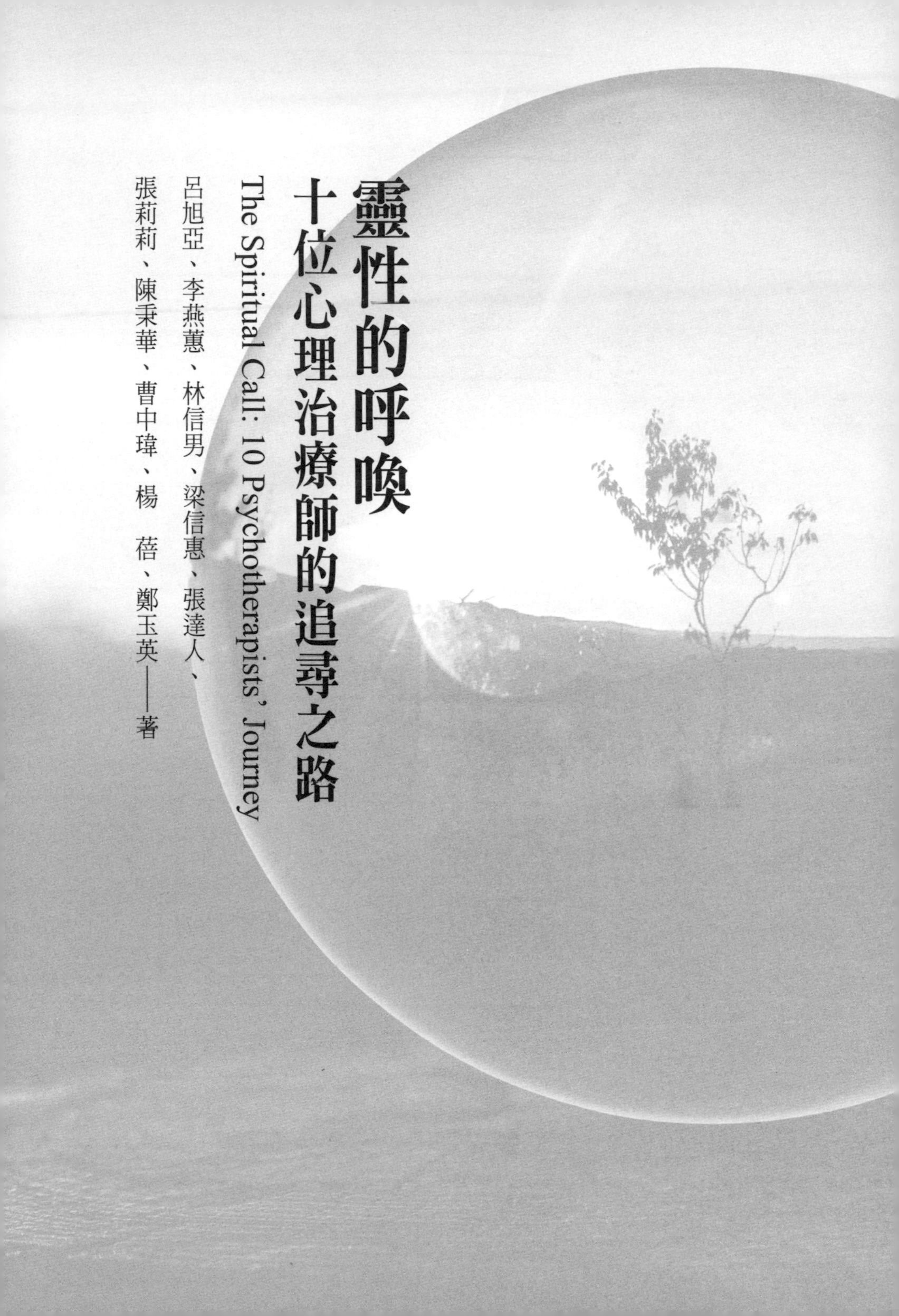

靈性的呼喚

十位心理治療師的追尋之路

The Spiritual Call: 10 Psychotherapists' Journey

呂旭亞、李燕蕙、林信男、梁信惠、張達人、
張莉莉、陳秉華、曹中瑋、楊　蓓、鄭玉英——著

目錄

【序】

靈性：心的歸鄉路

編輯室

完整的健康包含了「身、心、靈」三個面向，它們是一體的。

在過去，治療和一些今日被我們歸為「靈性」的領域是相連的。譬如原型心理學家詹姆斯．希爾曼（James Hillman）在《自殺與靈魂》（*Suicide and the Soul*）一書中就解析了「醫學」（medicine）這詞的意涵。它接近拉丁動詞「mederi」，意為「照料」，並且與表示冥想（meditation）的「medeteri」同一字源，希爾曼說：「這可以詮釋為醫學提供的照料與治療，和冥想、深沉的反思相連繫」。

古時候，江湖郎中、術士在一個程度上肩負了醫者的形象，醫者和巫者的意象並不那麼斷然分裂，治療者也是天與人的溝通者，一個人若生病，代表他的靈性方面須要一些協助。時至今日，雖然我們並不仰仗神、佛、巫術療癒身心，但生病時在廟裡燒香、向神祈禱，仍是常情。

科學興盛的今日，人們對身體運作機制愈益掌握精準，搭著科學浪潮而興起的心智研究亦長足發展，攻占了心理治療領域。於是，身、心、靈三者的處遇分家了。「靈」脫離了主流的身、心治療，不是持續棲身宗教——這個於現代社會相對邊緣的領域，就是成為個人難言的私密體驗。然而，誠如林信男教授在本書所言：「有關祈禱、瑜珈、修行等的書籍及場所，在高唱科技的今天反而是有增無減。」這番話提醒我們，從古到今，靈性的需求卻一直都在，即使在理智科學當道的時代亦然。「靈性」不該被忽視，我們反該思索，如何為靈性賦予較現代面貌。

而這，也成了本書的濫觴。

二〇一五年底，在王浩威醫師召集、華人心理治療研究發展基金會的策劃下，第十三屆台灣心理治療與心理衛生年度聯合會以「心智與心靈：邁向心理的終極關懷」為主題，與學員一同探尋生命深處的療癒。年會的主題設定彷彿一種疾呼：是時候了，讓靈性返回療癒專業的大家庭。如王浩威醫師所說：「台灣近年社會變遷帶來了更多心靈的衝擊，我們固然重視心智的狀態，但人類存活的意義也成為這一代民眾所關切的問題。所謂心靈，更是成為心理治療與心理衛生同仁不可迴避的主題。」

年會由林信男教授以「有靈的活人」發表大會演講，大會論壇也以「靈性與心理治療」為主題，邀請了張達人、梁信惠、楊蓓、陳秉華、呂旭亞、曹中瑋等國內具指標性的心理助人工作者，分享他們生命裡的靈性體驗。那一天的分享理性與感性兼具，笑中帶淚，整天下來，引人好奇的「靈性」體驗不再令人驚奇，反而是講者曾歷經的困頓、迷惘直指人心——靈性體驗，總不時出現在這些困難的時刻。

這樣的氛圍彷彿呼應著神話裡的凱隆——榮格視為療癒者原型的的神話人物。凱隆有著不死之身，卻中了無藥可醫的毒箭之傷，他在尋求醫治的過程中練就了醫治他人的了得功夫，成為後輩的智慧導師。心理助人，是一朵靈魂拉拔另一朵靈魂的工作，表面上看來是治療師對個案施展專業能力，但在治療師背後支撐的，必有另一番持續不斷的精神能量，來自他們的過往，尤其那些艱難的經歷，讓他們彷彿在尋求解脫、尋找歸鄉路似地持續獻身。

你我的生命何嘗不是如此？是否總有些念頭、渴望，隱隱喚著我們被捆綁的心？而在那背後，是否還藏著我們還不敢直視的恐懼或痛楚？如果我們鼓起勇氣、不顧一切奔過去呢？

「啊！祂在！」透過治療師們的故事，我們才發現靈性的守護無處不在，不僅伴隨他們追尋自我，更存在於他們與個案的關係裡。個案得到療癒、治療師因而成長，雙方靈魂深刻交會於彼此天命召喚的旅程——原來，我們的靈魂正在路途漂泊，直到反思自身使命，從傷痛中找到意義，歸鄉的方向才漸次清明。

治療師們的故事共鳴著你我的人生，值得一書，因此我們將演講內容整理成文，並試圖邀請更多國內助人工作者書寫自己的故事，集結成書。現在呈現於讀者眼前的這些故事，是作者們勇氣的結晶。

最後，鄭玉英老師、張莉莉老師、李燕蕙老師加入作者陣容，本書於焉成形。這本《靈性的呼喚：十位心理治療師的追尋之路》不僅讓我們見證「靈性」悄然返回心理治療，亦鼓舞著我們的靈魂踏上夢寐的歸鄉路。

—呂旭亞—

在路上：我的靈魂煉金之旅

父親排拒宗教
讓她難覓靈性歸處
但姊姊意外早逝
逼她不得不面對生死大惑
她走著、找著，曲曲折折
後來遇見榮格……

當我走過死蔭幽谷

父親的死亡

記得父親臨終前的一段日子，我曾和他討論葬禮的方式。我問他：「你死後是要用佛教，還是天主教的儀式？」他很遲疑，難以決定。父親告訴我，祖母信佛，從小要他抄心經，如果用佛教儀式，他應該就可以前往西方極樂世界去與母親相聚。但是他的妻子、我的母親後來信了天主教，她應該是在天堂。父親覺得去了西方極樂世界與祖母團聚，就不能見到妻子，真是兩難。我於是很認真的告訴他：「爸，我相信基督和佛陀是鄰居，不管你去哪一邊，出門隔壁就是另一家。」

聽起來好笑，可是我們確實認真在討論有關靈魂歸處這事。後來，他的追悼會上有佛教的法師誦唸〈大悲咒〉，也有基督徒的朋友領唱聖歌〈奇異恩典〉，好友杞豐佈置了一屋子的花海，我們用非常心理成長的型式，每個人說一點心裡的話，獻上一朵鮮花和一塊小石頭，石頭最後與父親的骨灰一起入土。

我父親直到死前都難以決定自己靈魂的歸處，這與他成長的時代相關。他出生於民國初期的一個湖南農村家庭，是新時代運動的信仰者，相信全盤西化、科學救國。他不接受任何宗教或神祕的事物，視之為愚弄人們的古老迷信。即使到了癌末，他仍因為認為中醫不科學而拒絕接受中醫治療。在家裡，我們不拿香拜天公、祖先，絕對不准算命、占卦。我從不知道自己的生日時辰，只因父親不希望我知道後會拿它去算命。我的思維裡很早就有了一堵厚牆，難以讓神祕的、靈性的、宗教的內容進入，它們只活在我的潛意識中，直到經驗姊姊旭立的死亡，神祕的靈性世界才對我全然敞開。

姊姊的死亡與啟發：海鷗與老鷹的教導

我的姊姊旭立在三十三歲，生命正要邁向開創盛年時，因潛水意外過世。意外當時的整個急救與送醫的過程，我全程陪伴，親身參與了一個生命在死亡邊緣的掙扎。死亡可以在一瞬間就將人一生的努力全部取走，這樣的真相，讓我頓失人生依歸，不知何以為繼。其後很長的一段時間，我沉浸在憂鬱和失落的黑暗裡。我參加了一個又一個的心理工作坊，常被問到為何而來？我總是說：「尋找智慧」。其實，更確切的說，我是在尋找如何活下去的動力。當時的我只有三十歲，卻已經無法說服自己再為生活多做任何努力。我迫切想要尋找答案。

姊姊過世之後幾年，我仍在悲傷迷惘中低迴。一日，在加拿大小島的海岸邊，大自然給了我一個我渴求的智慧教導。當時我一個人在海邊漫步，忽見一群海鷗從眼前掠過，鷗群呱噪尖銳的嚎叫引起我的注意，原來牠們正急著追上前方一隻叨著海鷗的老鷹。那隻老鷹因為嘴上叼著海鷗，無法順利飛高飛快，追趕的海鷗群於是急急擁上喧嚷著，企圖救回被擄走的同伴。那日將晚的天空成了舞台背景，我是這海天劇場裡唯一的觀眾，鷗群雖一度圍繞老鷹，但最後老鷹還是躲進森林深處消失了。於是鷗群潰散，有幾隻仍不願放棄，緊追進森林，其他海鷗在天空盤旋、悲鳴，有些就飛走了。

整起事件的過程約莫一、兩分鐘，偌大的海灣只有我一人震驚又專注地目睹事件發生，事後我意識到，這是上天對我的示現。喧鬧過後，海浪繼續拍打岩岸，有些海鷗飛遠了，有些停下來繼續在岩石間覓食，好像從來沒有發生過任何事情。如果晚來兩分鐘，我不會知道這個大海，這片天空一分鐘前上演過這齣生死交關的戲碼。在食物鏈裡，老鷹就是該獵食海鷗，只是那些海鷗的家人不捨，難以放手。當事實不能改變，認識並接納事物裡深藏的奧祕，讓萬物回到它原有的樣貌，是我須要有的覺知與智慧。大海、森林、海鷗和老鷹各自用它們的方式教導我，放手回歸生命原本的面貌。這是我成為一個心理工作者重要的開端：從接納靈性的教導開始。

朝向靈性修煉的治療者之路

負傷的療癒者

榮格提出「負傷的療癒者」（Wounded Healer）是心理治療者原型的想法。這是以希臘神話裡的「半人馬凱隆」（Chiron）作為象徵。他指出，心理工作者需要持續與自己生命的傷痛搏鬥，面對自己，才有可能將這樣的人生經歷化為協助他人靈魂轉化的力量。他認為，心理療癒是要觸及當事人的陰影和創傷的，根源深埋在意識的深處，所以助人者對自己的心靈運作要有所覺察，而這是她／他一生都要持續的工作。

半人馬凱隆有著受傷者與治療者兩者並存的身分，因而被榮格視為療癒者的原型。神話裡的凱隆擁有不死之身，卻被九頭蛇血的毒箭誤傷，無藥可醫。凱隆屬於神族，有不死的身體，他自此帶著永遠無法痊癒的傷口，四處尋求治療，因而成為偉大的治療師。最後，他的解決之道是將自己不死的權力讓渡給盜火者普羅米修思，讓普羅米修思從每天被惡鷹啄肝的刑罰中釋放，而凱隆成為凡人，九日之後死亡，升上天空成為人馬星座。凱隆最後找到的療癒之道是獻出生命，迎接死亡。兩個生命交換了位置，人類有了火與光亮，而靈魂的痛苦則因放棄不朽，而被死亡療癒。凱隆的神話說出了精神療癒的深刻面向：真正的治療者是能察覺自己靈魂底層的拉扯，願意與這個痛苦共處，並努力為之尋找整合方法的實踐者。一個精神的死亡，會帶來另一個階段的再生。凱隆之路也是我所認定的治療者之路，一個靈性修煉之路。

宗教與靈性對我而言有著一種流動的關係，互為表裡。而我身在其中，更看重的是個人的經驗和體悟。所以，體悟用什麼形式發生，在何處發生，我並不執著。因為家庭背景的影響，我無法在特定的宗教裡安住，所以很長的時間裡，我在各種靈性傳統與心理學裡尋找自己可以安身立命的方法，在各種心理治療與心理分析中探索靈性經驗，近三十年的心理工作，於是成為我的道場。

靈魂究竟可以安住在哪一個傳承裡，是每一個人自己的生命之路。我發現對於有些人來說，心理治療成為他的靈魂安頓之路。當我進入生涯選擇與發展時，心理學和心理治療成為我的職業選擇，但更重要的是，我的心靈在這個職業裡得到照顧，心理治療彷彿變成了我的宗教。我在各個學派、各種宗教裡穿梭，無論是個人或團體，那些和我一起工作的人，也成為了我同修的道友，與我一起進入既各自又共同的靈魂追尋之路，在工作的深層之處，含有一種靈性的氛圍。我們共同在尋找使自己變得完整的方法，在很長的時間裡，我不曾停止學習，現在看來，我其實不是在收集各種學派的知識和方法，而是在尋找與靈魂接觸的方式。我想，這樣的過程是許多心理治療者的共同經驗。很多人喜歡心理學，想成為諮商師、心理治療師的一個很大的目的，其實是有關靈魂的追尋，有關自我的完整。如何在這之中發展出自己的工作方式，就是每一個人自己的使命。

對我而言，訓練自己成為一個成熟的心理師就是我尋找靈魂的過程，我曾經從心理劇、家族治療、藝術治療、身體心理學到超個人心理學，一路尋找，也一路收集了各種證照和學位。可是想來，其實它仍是不停的在回應我年輕的時候拋給自己的挑戰，想要理解在死亡面前，人生如何還值得活下去。最終，我發現自己仍是要選擇一條與自己靈魂相伴、成長的路，要能一直走下去，而不是在不同教派、學派間遊走，榮格心理分析在此時浮現，召喚我對生命大哉問的回應。

靈魂的呼喚：出發尋找榮格

二〇〇九年我去了瑞士蘇黎世，現在的我回頭看那一段時間的自己，會說那是我的中年危機。當時的我感覺到一股不可抑遏的內在湧動，我開始質疑當下、懷疑未來，曾經擁抱許久的價值，反覆被自己拿出來檢視、批判、質疑、拆解，內在有些聲音催促著自己改變。我花了一整年的時間在淡水的小山上思考，當周圍的人還在揣測不解時，我依循自己心裡的召喚辭職了。就這樣，離開我喜愛的學生、同僚、心繫的個案，告別美麗的校園、可以藏身的小小研究室和像家一樣的治療室，出發遠行。好奇探險的本性與朝聖的心情，引領我選擇了到瑞士接受榮格心理分析師的訓練，成為蘇黎世國際分析心理學院的學生。

當時我輾轉落腳在蘇黎世郊外庫斯那特（Kusnacht）山區的一棟小房子。庫斯那特是一個臨湖的山區小鎮，榮格在此渡過他的大部份人生，直到過世。我決定投入下半生成為榮格分析師，又有機會住在祖師爺的小鎮，讓這個學習的過程帶著一種浪漫色彩，我每日在他生活的湖邊散步，在節日裡去小鎮中心的墓園探訪他，想從精神而非知識上靠近榮格。

蘇黎世位在瑞士德語區，人與人之間的關係總保持著合宜有禮的距離，走在安靜的山村樹林裡，若與人迎面錯身，人們慣常點頭微笑，說一聲「Gruezi!」行禮如儀，毫不相干。這樣的環境讓我得以將自己安住在距離外界極其遙遠的地方，將所有注意力聚焦於內在，所有的思考與對話都朝向自己；外面的喋喋不休靜止了，穿過人群、穿過陌生德語呢喃的世界，聲音跟文字都不再有意義，只剩下獨自的一個人。似乎也只有在這樣的時刻，我內心裡的喋喋不休才開始真正被聆聽。

學習榮格分析的人說蘇黎世是最適合「做夢」的地方，回到個人過去的歷史與人類集體心靈的場域，從那裡尋回自己生命的真相。我們學習如何放鬆，讓自己沉沉地進入夢鄉，在深睡裡創造夢境，然後在醒後回憶它、記錄它、談論它、分析它、畫下它。我像是進入古老修道院中乞求啟蒙的祈禱人，沉浸在潛意識唱誦的回聲中聆聽自己。

瑞士的榮格分析訓練把受訓者的內在歷程以及個體化的程度視為是最核心的訓練，一個好的分析師最基本也最重要的條件來自於他個人整合的深度。藉由夢、藝術、各種人類文化的圖像與象徵，學習者企圖辨識潛意識的形貌。過程中最重要的學習就是被分析，最重要的學習材料就是自己的潛意識，個人分析的深度決定一切，理論知識只是配菜，知道如何進入並熟悉潛意識的世界，才是分析師訓練的根本。由於分析師是與個案的潛意識工作，而且分析師自己的潛意識也參與其中，不被當事人接受的潛意識，分析師卻可以容受，而分析師自己作為容受的器皿，就需要盡可能清澈，因為潛意識的內容無法自我得知，所以在成為別人潛意識的投射對象與包容器皿前，長期而完整的分析成為準分析師訓練無可替代的核心功課。

我選擇蘇黎世作為我榮格分析訓練之處，不只因為它是這個學派的原鄉，也由於它所持有的哲學理念。它們是目前極少數仍接受非心理專業者的地方，讓不同背景的人進入分析訓練，對榮格分析傳統是一種孤獨的堅持。這個信念堅持主張心理分析是一個個人深度心靈的工作，這個提供分析訓練的地方並不是一個職業訓練所，而是心靈修煉場。在現代化的價值思維下所建立的專業，在此地變得不再重要，換言之，我前半生累積的一身了得工夫，在這裡也變得一文不值了。訓練的初期，我經驗到我過去的能力反而常成為阻礙，這兒不重視客觀、可見的成果，曾讓我跌跌撞撞，他們對我說：「你急什麼？」世界在外面快速運轉，我們在一個安靜、不動的中心安眠。

老派的分析師們會說：在那個美好的老時光裡，有一些人來到蘇黎世湖畔的榮格學院學習，沒有進教室一天，他們花了許多時間在個人分析上，留在潛意識裡，隱士般地獨自畫圖、作夢、閱讀，只在考試的時候出現，而老師們也認為聽不聽課並不重要，真正重要的是這一個人有沒有沉入他的潛意識與黑暗陰影搏鬥，與他生命裡被壓抑的情結面對面，與夢境所呈現的種種意境共舞；此人對生命的高度與深度有多少的理解？對人類的高度與深度在藝術與宗教上的呈現有多少的浸淫？這些才是重點。

這條分析師的訓練之路讓我有一種非常熟悉的感覺，因為它在精神上與我們的文化底層的精神修練傳統非常相似，我意識到自己走所進的分析訓練，其實是一個精神性的訓練，離心理師遠了一些，似乎更接近禪師們的訓練。對於修行的路來說，老師必須是那一個走在我們前面、且知曉此路之黑暗與崎嶇之人，知道哪裡有坑洞，哪裡有沼澤，在哪裡可以休息。我看到這些教禪坐的師父們，與榮格分析師有精神上的血緣，原來我所去到的古典派榮格分析，走的是一個修行之路，他們認定有關生命的問題只能由真正的前行者引導，他不在書本裡、他不在技術裡、他在分析師的生命裡。

瑞士榮格分析訓練的形式，也像是一個出世的修道，一個斷、捨、離的過程。大家從世界的四面八方來，先經驗自我角色的卸除，然後進入面對自我的孤獨。原有的工作、關係消失，大部份的人以獨居的形式生活，學生之間的社交並不頻繁。某一種像是修道院靜默修行的形式在我們各自的生活中發展著，我們沒有固定的課程，沒有出席課程的必要性，每一個人隨著自己分析時間的安排過著屬於自己的靜默日子。從榮格還在世的時候，來自世界各地與他學習的人就已經如是生活著，大半個世紀之後，我們仍然過著如同修道院修行者般的生活，在現代心理治療專業訓練的外衣底下，進行著古老傳承的靈魂鍛鍊。這就難怪，有相當部份的學生在完成蘇黎世的榮格訓練之後，選擇不成為助人的分析師，而呼應了自己生命最底層的召喚，成為作家、電影導演、藝術家、農夫、詩人。大概沒有一個心理治療的訓練會像榮格分析師的訓練一樣，並不期待完成訓練的人成為專業能力超強的心理工作者，而是期待他們在經過這樣誠實的自我面對之後，能夠看到自己該走的生命之路。我從分析室的窗口看出去的風景，早已從綠樹繁花變成陌生的無人荒野，尋路的旅程才在半途。

心靈的奧德賽：離家與返途

《奧德賽》是古希臘盲詩人荷馬的著名史詩，描寫一個人離家與返回的過程。主角奧德修斯（Odysseus）是希臘地方上的小王，為呼應希臘聯軍向特洛伊城宣戰，號召一隊航海精英，參加希臘與特洛伊的戰事。十年征戰，在木馬屠城後大敗特洛伊，終能光榮返家。不料在返家的海上航行時，激怒海神而遭到懲罰，無法順利找到回家的路，在島嶼間徘徊十年，最後得女神雅典娜之助，方得返家。

若從榮格心理學的角度來看這個故事，奧德修斯的特洛伊十年之戰是一個人自我的發展的前半生。一個戰士要在戰場上決定自己的存在價值，他用所有的聰明才智、堅持力、戰鬥力來開疆闢土，成功立業。在這些戰役中，個人的自我一點一滴的累積出來，自身能力的強與弱，性格上的優與劣，也因為人生戰場的一再鍛鍊而確定下來。只是，英雄的歷險過程並未因勝戰而結束，《奧德賽》之所以不朽，不是它描述了一個英雄戰功彪炳的事跡，而是因為它描述了成功之後的故事，有關人生下半場的發展。奧德修斯要在迷霧的大海中找到回家的路，過去的彪炳功績無濟於事，他要長出新的能力才能處理各種魔怪所給出的挑戰。榮格心理學所關切的就是第二段人生的挑戰，也就是奧德賽的旅程。

一個在瑞士舉行的榮格年度會議就採用了這個極具象徵意涵的名稱：「奧德賽」，用以指出分析心理學的企圖，一個引領內在心靈的歸鄉旅程。我在瑞士期間，每年都去參加。而我在某一次會議裡，對「歸鄉的旅程：奧德賽」有了深刻卻平凡的體悟。會議中的一天早上，我突然想從緊湊的行程中逃逸，給自己一個獨處的時間。我放棄了既定的會議行程，從旅館餐廳抓了早餐的咖啡和蘋果回到自己的房間，一路碰到同伴的詢問、邀約，居然能不「幡然悔悟」順勢與大家一起去聽講，這對我而言真是一大挑戰——原來當壞學生也需要學習。

坐在朝山面湖的房間陽台，美麗的山水並不會教給我新的知識與技術，它們恆久以來都是寂靜不變的。逃課的決定到底是為什麼？學什麼？那一天，我獨自待在房間一整天，讀山、睡覺、寫東西，用一個青蘋果和一杯咖啡果腹。聽到從議場返回的同伴說著一整天的精彩內容，心裡還是有一絲絲的焦慮與失落，可是在那一天的獨處、無所為之後，我也知道自己終於可以暫時放下強大的意識催逼，真正與奧德賽的精神在一起，不再與時間賽跑，而是與永恆共處。心理治療是要十次見效還是要三年有成，本來就是一個不必互相比較的議題，因為它們工作在不同的精神層面。我知道我生命在當下的階段需要的是什麼，我走的是奧德修斯啟程返家的路，航行計畫、指南針都給不了方向，而且歸程迢迢，歸期難定，所以我得要跟山、跟水、跟雲學習。

三年五載的分析大概還算不得太長，奧德修斯花了十年。

學習靜默之道

我的心靈修煉的另一個篇章，就是靜默的學習。將「靜默之道」發展至極的，是那些發終生靜默誓的人，這些隱士存在於世界各地、各種宗教裡，我則是在一個曾經是加爾都西隱修院的地方，與這個靜默精神相遇。加爾都西是中世紀天主教的隱修教會，在這裡，隱士們全心投入與上帝的關係裡，以祈禱為人類世界奉獻，讓人與神得以在他們的靜默裡相遇、結合。當人類世界不斷變動更迭，這群穿著白色粗羊毛的長袍隱士，日復一日、年復一年地在小小的房舍裡，獨自守住世人所渴望的永恆，讓自己成為世界穩定不動的中心。

這群隱士的一天是從晚上十點四十五分開始，從第一個祈禱彌撒一直進行到清晨兩點，下次的祈禱是早上六時。也就是說，他們在眾人沉睡時，開始祈禱唱頌。一個黑暗、大地安靜無聲時，這群隱士穿過長廊、點起燭火，從吟誦開始他們的一天。他們安靜無聲，卻代表基督宗教裡巨大的力量。在那完全無聲幽暗的世界裡，虔信的苦修隱士默默地祝福、保護這世界裡的七情六慾、快樂痛苦、生死往來。我相信這樣深沉的靜默裡存在著療癒的力量，信仰神的人可以說上帝在其中治療這世界；用深度心理學的語言來說：他們藉著與自己生命核心的相連，成為聯結集體潛意識的通道，在潛意識中推動寬恕與愛。

我所熟習的東方宗教與文化，對安靜、孤獨的修行一直給予極高評價。所有的東方修行傳統都強調靜默，唯有這樣，內在超越的世界才可能被開啟。一個能夠獨自安靜的人總是被大家尊敬，認為他具有深度的個人修為。可是，這樣看重安靜的內傾型文化，卻可能創造出一種「靜默」的壓力，甚至是一種隱忍的文化。懂得分辨安靜的內涵，究竟是一種被消音的壓制，還是一個超越的經驗，對於我這種以語言為重要工具的心理人，極其重要。我在曾是隱修院的空間裡漫遊，和白袍修士的鬼魂同房，思考著、體驗著語言之外的，真正的安靜。在六年的分析訓練裡，我大部份的時間獨居，靜默不只是生活日常的狀態，也是一個被觀看的對象。

西方的心理治療初入東方時，很多人認為那是不適合華人的治療方法，因為它是借用語言與對話來產生療效的工具。華人普遍安靜克制，不願也不能揭露自己與家庭的隱祕。這些年心理治療的興盛，我們或許可以對華人文化裡的靜默有不同的描述。除了精神自我高層次的發展需要有寧靜的能力，我們習慣的安靜，或許也是一個需要被打破的狀態。看似寧靜、自持的人，其實可能是將各種自己的聲音關閉在內心厚牆裡。我想到許多治療室裡的個案終於可以將關閉在巨大心門裡的祕密說出時，那蜂擁而出的巨大情緒，記憶裡的語言、聲音、影像、氣味與淚水，終於得已衝破羞恥的靜默——他們終於可以不再安靜。之後，他們會不停地訴說、一而再地訴說。曾經壓制他們的靜默，讓他們覺得羞恥的記憶，有了聲音和畫面，也有了聆聽的耳朵與接收畫面與故事的眼睛。不必再安靜是多麼地自由！

常常在反覆述說的漫長過程中，我會經驗到一種特殊的安靜。在一些短暫的時刻，我們之間突然沒有語言、沒有淚水、沒有任何焦慮和急切想要表達的狀態，只有一個短暫卻深邃的靜默出現在我們之間。在那一刻的時空裡，我們所共享的安靜，就如同加爾都西修道院隱士們用一生努力守護的靜默，是那樣地深刻、那樣地有療癒的力量。如果在治療空間裡的兩人都可以不立刻將之用語言掩蓋，一種非語言能觸及的療癒就會出現。如果我們認識它的面貌，我們就如同那些隱士們，在千年的靜默裡，以片刻的時光擁抱如神一般的智慧與愛。

返鄉與開啟

多年前，我在艱苦書寫博士論文的尾聲，得了一個與父親分離的夢，我把它放進論文最後的一段，作為對我學習之路的回應。夢的初始，是我與父親一起在歐洲的小城市旅行，我因為貪看小店裡的東西而丟失了他，我慌亂地到處尋找。做夢之時父親已經到了癌病的末期，而我也曾有許多與父親有關的夢，可是這個夢與其它夢不同，它跟隨著我從未離去。當時的我與論文奮戰數年，精疲力竭，完全無法想像在博士完成後多年，我會再次踏上學習之路，而且還是去歐洲。無意識裡的大神自性（Self），似乎已然安排了我生命的方向，只是我尚未理解。

在歐洲分析訓練的後期，我開始夢到許多有關台灣的夢，其中一個夢裡，我搭的火車從合歡山松雪樓附近穿過中央山脈，我與夢中的另一友人說火車已經開通了，可以直達回家之路。我知道那是潛意識告訴我，應該回家了。不只是回到地理的台灣家鄉，也是精神上的返鄉。

心理分析之於我，即是另一條靈性的「回家」之路，一個屬於精神返鄉的歷程。學心理的人都要經過一個往西方取經的過程，因為心理學是發自西方的知識。如何能在西方的心理之學裡不再迷途，而能以此找到回返自己本源的道路，對我而言長途漫漫，我仍在路上。

呂旭亞

諮商心理師，榮格分析師、旭立文教基金會創辦人、諮商督導。蘇黎世國際分析心理學院畢業、美國加州整合學院心理學博士，曾任淡江大學教育心理與諮商研究所助理教授。專長有榮格心理學、藝術治療、超個人心理學，並專研靈性與生死、夢、象徵、童話等議題。

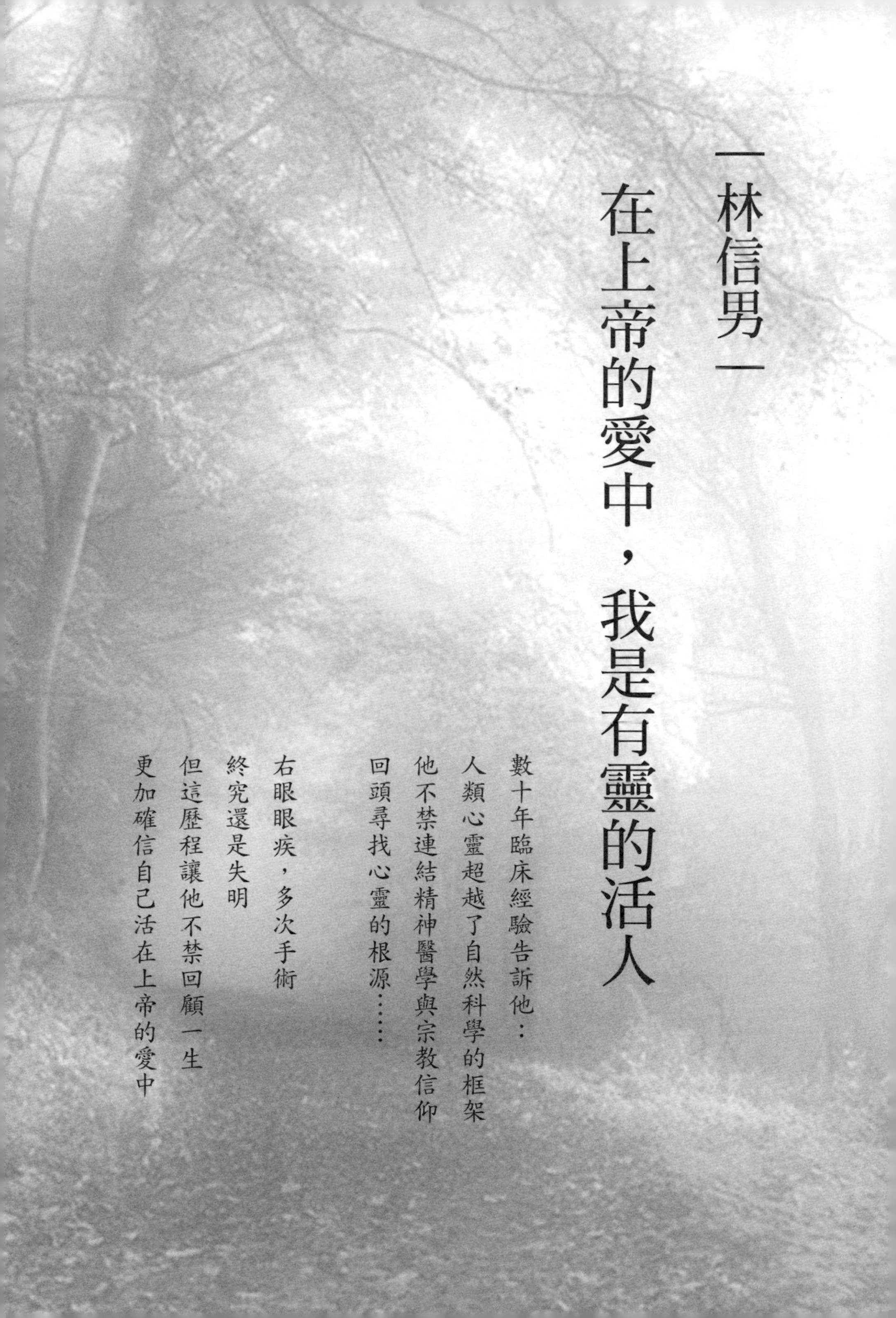

—林信男—

在上帝的愛中，我是有靈的活人

數十年臨床經驗告訴他：
人類心靈超越了自然科學的框架
他不禁連結精神醫學與宗教信仰
回頭尋找心靈的根源……

右眼眼疾，多次手術
終究還是失明
但這歷程讓他不禁回顧一生
更加確信自己活在上帝的愛中

有靈的活人

科技與心靈發展的失衡

法國電影大導演盧貝松二〇一四年拍了一部科幻電影《露西》，其中很多場景是在台灣拍攝的。電影中女主角露西展現了人類大腦的無限潛能。大腦的無限潛能帶來科技日新月異、目不暇給的高度發展，可是人類心靈的成長無法速成，只能一步一腳印向前。因此科技與心靈發展呈現極大的落差、失衡。這種失衡對人類的負面影響值得深思。

傳說古印度有四位王子過膩了王宮的生活，覺得日子很無聊。經過討論，認為應該出去學點特殊才能，於是離開王宮習藝，並且約好日後相見的時間和地點。果然四兄弟如期在約好的地點在再度歡聚。老四迫不及待地說他學到一門特技，只要有一塊骨頭，他就有辦法讓那骨頭長出肌肉。老三接著說只要有骨有肉，他就能使它長出皮和毛。老二很高興接下去說，他剛好學會能讓有骨、有肉，又有皮和毛的一塊肉長出四肢。最後大王子說，他所學的專長剛好能將有骨、有肉、有皮和毛，又有四肢的動物身體長出頭部，而成為有生命的活體。

四兄弟說完後就走進森林去找骨頭，以驗證他們的專長。他們撿來一塊骨頭，而小王子真的讓骨頭長出肉來，三王子也顯出本事使它長出皮和毛，二王子給它添上四肢，最後大王子在大家屏息以待下給它長出頭來。說時遲那時快，出來的是一頭兇猛的獅子，大吼一聲撲向四個王子，飽餐一頓後，逍遙自在地走進森林裡。

這則古印度故事非常貼切描述現代人擔憂人類會被自己發展的科技毀滅的窘境。人類一度過度樂觀地以為憑著科技和人文發展，可使人類進入大同世界。甚至有人認為科技就能解決人類一切的問題，不必再去探索宗教信仰和心靈的需要。可是擺在我們眼前的景況恰恰相反，有關祈禱、瑜珈、修行等的書籍及場所，在高唱科技的今天反而是有增無減。

存在的空虛

現代科技給人類帶來許多方便，大幅增加一般人的休閒時間。可惜不少人不知道如何善用這多出來的自由時光，生活變得空虛無聊。無聊會使人感覺存在的空虛，就像台語歌謠所描述「無魂有體親像稻草人」。無聊比痛苦更容易帶來問題與麻煩。有的人以藥物成癮、性、攻擊破壞行為填補此空虛；有人走向憂鬱、自殺。

有一次我到了澳洲內陸大沙漠，去看聞名世界的最大單一岩石烏魯魯（Uluru, Ayers Rock）。

行前我上網查看該地區的一些相關資料。由於沙漠地方物資缺乏，以前當地的原住民幾乎每天要花整天時間跋涉覓食才得半飽，但也練就一身結實身體。後來澳洲政府為了過去白人對待原住民的不公不義道歉，並每月發放金錢補貼原住民，從此原住民靠從政府領的錢就能過日子，不再需要走路找食物。我從布里斯本（Brisbane）搭飛機到沙漠中的城市愛麗絲泉（Alice Springs），再轉巴士，花將近五小時的車程才抵達目的地。沿途看到體型過重的原住民男男女女，閒坐樹蔭下喝酒打發時間，更讓人擔心的是，不少婦女懷孕期間也不顧胎兒的健康繼續喝酒。澳洲政府的一番好意帶來的後果，對當地原住民健康，可能是負面大於正面。應證了生於憂患，死於安樂之古訓。

靈性需求

在心理學家艾瑞克森（Erik Erikson）的人格發展論中，人的心理社會發展分成八個階段，每個階段各有其需要完成的任務。許多學者認為靈性是瀕臨死亡的人需要完成的階段任務。創立意義治療法（Logotherapy）而被譽為維也納第三心理治療學派創立者的法蘭可（Viktor Frankl），經歷殘酷黯淡的納粹集中營，可說幾乎每天都瀕臨死亡。但這個經歷鞏固了他被囚前已經在思考摸索的信念：人生最大的目標是追求意義。進而，這促使法蘭可建構出被認為是一種「靈性心理學」的「意義治療學」。

靈性使人能有尊嚴的面對死亡。誠如法蘭可所說，靈性使被關在納粹集中營的人抬頭挺胸，口中念著祈禱文步入毒氣室。靈性乃是個人藉參與宗教、家庭、藝術、人道主義、理性主義等活動，所呈現的生命終極意義之追尋。我身為醫師，無可避免須面臨的一個挑戰，就是如何協助病人發現受苦和慢性疾病對生命的意義，並正面接受它。病人在與身體疾病搏鬥的同時，也要面對精神和靈性的痛苦，面對不知如何處理生命大哉問的痛苦。對許多人而言，宗教和靈性提供了生命意義與目的基石。

靈性經驗

羅馬帝國哲人西賽羅（Cicero）認為「所有哲學談的只有一件事：死亡。」歐洲有一個修道院，每天見面的第一句話不是互道「早安」，而是「有一天我們都會死」。而靈性可以勝過此不安和恐懼，使人優雅面對死亡。

我有過幾次印象深刻的靈性經驗。我出生在佛教家庭，父親是日本佛教曹洞宗傳來台灣時最早的幾個傳道師之一。一九五一年我小學六年級時，父親因急性腸道炎，嚴重腹瀉不止而過世。他臨終最後那段時間讓我印象深刻，當時我不了解為何在那種情況下，他一直呈現愉悅的面容，而不是痛苦的表情。

父親過世後，我母親在一位鄰居引領下成為基督徒，她為了持守此信仰吃了不少苦。一九八六年我母親因骨髓喪失造血功能，持續出血不止。她在最後的時間，仍能安詳、堅定地告白她的信仰而離世。

我的第三個特殊靈性經驗發生在一九八九年底。那一年我到國立成功大學附設醫院服務。年底我發生嚴重的視網膜剝離。前後二個多月期間，為處理視網膜剝離及一些併發症，我接受三次手術。第二次手術送開刀房前，牧師來為我禱告。禱告後我經驗到難以形容的寧靜與安詳。這些經驗對我的精神醫學之路發生了影響。

我的精神醫學之路

我收藏一幅我的老師林憲教授的油畫（圖一）。這是林憲教授站在舊日本曹洞宗台灣別院（東和禪寺）已拆除、新的台北市青少年發展處大樓未興建前，面向台北車站的畫作。此畫以台北市仁愛、林森南路口為背景。在林森南路東側畫有日本曹洞宗台灣別院（東和禪寺）的山門（鐘樓），

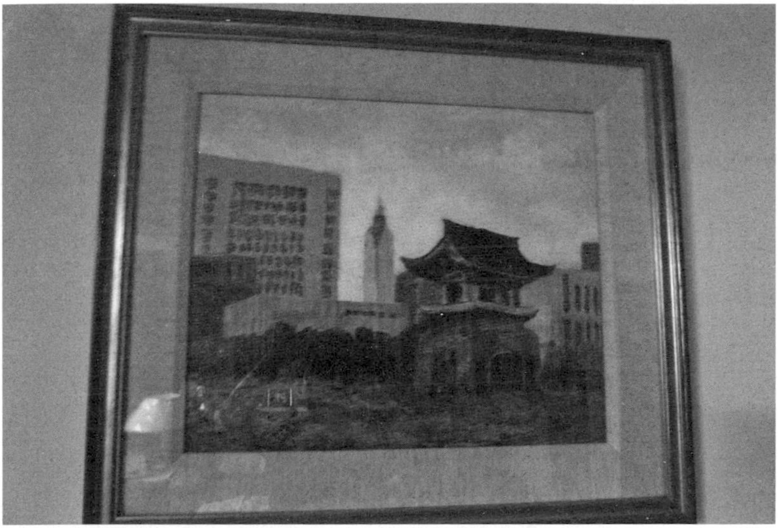

【圖一】林憲教授的油畫

而在西側畫上台大醫學院、醫院以及稍遠之處的新光三越大樓。

在我心中，東和禪寺的鐘樓象徵我父親的佛學、信仰之路。二次世界大戰終戰前，東和禪寺內設有日本曹洞宗在台灣成立的第一個中學「台灣佛教中學林」，我父親是一九二〇年第一屆畢業生。

台大醫學院和醫院大樓則象徵我的精神醫學之路。一九七〇年代我開始精神醫學生涯時，很自然地跟著時代潮流從生物科學切入。神經科學（neuroscience）的發展確實對人的情緒、行為及宗教信仰提供不少見解。甚至有人認為將來有一天，神經科學會將上帝貶抑成神經細胞和神經迴路。

可是我數十年的臨床工作經驗，讓我直覺地認為人的心靈超越了自然科學的框架。就如哈佛大學的赫伯．班森（Herbert Benson）所說：「科學所能證明的有其盡頭，而此時此刻，我相信我已來到這個盡頭上」；「打從人類存在以來，似乎就已開始崇拜神明」；「人類這種崇拜及相信的傾向就深植在我們生理、刻在我們基因、寫在人體構造的密碼中。或許，這股願意相信並且履踐信念的內在渴望，正是人類和其他生物的分野所在」；「或許，人類以一種非常具體的方式，天生就擁有『通往上帝的迴路』」。於是我逐漸轉向連結精神醫學與宗教信仰，回頭尋找心靈的根源。

米開蘭基羅的名畫：創造亞當（人）

義大利名雕刻大師及畫家米開蘭基羅在羅馬西斯汀教堂有關創世記的濕壁畫中，最有名的部分是通常稱為「創造亞當」（圖二）這一個局部壁畫。「創造亞當」在《聖經》對應經文是《創世記》二章七節：「耶和華上帝用地上的塵土造人，將生氣吹在他鼻孔裏，他就成了有靈的活人。」對照米開蘭基羅的「創造亞當」壁畫和上面的經文，我們看到米開蘭基羅的畫是以上帝和亞當雙方的食指尖幾乎要互相接觸在一起的方式，來象徵上帝將生命之氣傳遞給祂以塵土所造的人，使此受造物成為有靈的活人。很顯然，經文的敘述和米開蘭基羅的畫作有差異。

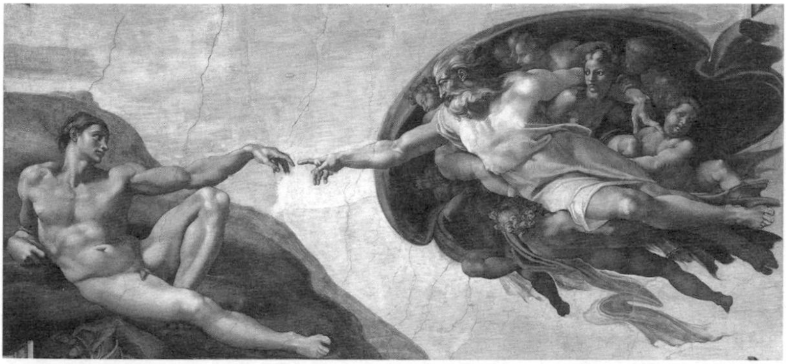

【圖二】米開蘭基羅於西斯汀教堂名畫「創造亞當」。

一位美國醫師（署名Frank Meshberger, M.D.）於一九九〇年在《美國醫學會期刊》（*Journal of American Medical Association*, JAMA 264: 1837-1841, 1990）發表一篇文章，用神經解剖學解讀米開蘭基羅的「創造亞當」這幅壁畫。文中說明，該壁畫右半邊有關上帝和圍繞祂身邊的圖像，其實隱藏著人類大腦矢狀切面（sagital section，即前後縱切）的形像。此論文激起不少人以腦神經科學討論米開蘭基羅在羅馬西斯汀教堂有關《創世記》的濕壁畫，甚至提出所謂米開蘭基羅密碼（Michelangelo code）的論調。米開蘭基羅確實有解剖屍體以了解人體結構的經驗。但對大腦的是否有那麼深入解剖知識則不得而知。

人體的神經訊息傳遞

我個人比較好奇的是，米開蘭基羅以上帝和亞當雙方的

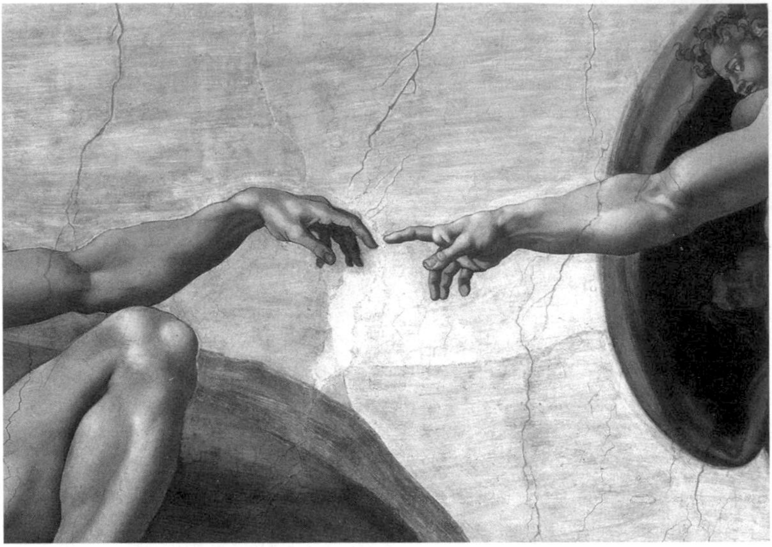

【圖三】「創造亞當」局部

食指尖幾乎要互相接觸在一起的的畫面，象徵上帝將生命的氣息傳遞給人的創作（圖三）。人的大腦神經迴路傳遞訊息時，神經細胞（神經元，neuron）與神經細胞之間並不是直接相連，彼此之間隔著所謂突觸間隙（synaptic cleft）。藉由神經傳遞物質（neurotrasmitters）將訊息越過突觸間隙，傳遞給下一個神經細胞（圖四）。米開蘭基羅以上帝和亞當雙方的食指尖幾乎要互相接觸在一起，象徵上帝將生命的氣息傳遞給人的畫面，非常神似神經元之間的訊息傳遞。米開蘭基羅不具有現代大腦神經迴路傳遞訊息知識，卻讓我驚嘆他這個畫作的神來之筆！

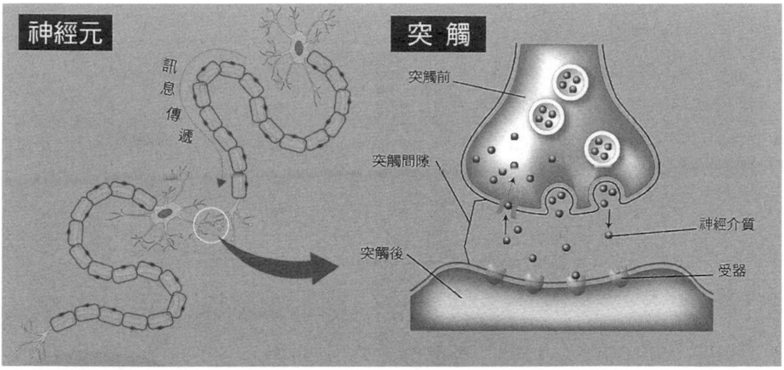

【圖四】神經元與突觸示意（圖片來源：精神健康基金會）

有靈的活人

上帝所傳遞給人類的生命氣息，乃是叫人成為有靈的活人。《聖經．創世記》第一章以另一種方式描述創造人的故事。《創世記》第一章二十七節說：「上帝就照著自己的形像造人，乃是照著他的形像造男造女。」很顯然，這裡所說的形象不是指外觀，而是指內在的特性。上帝是靈（spirit），照祂的形象所造的人也應該是「有靈的活人」。按照《聖經》的說法，因為人有上帝的形象，所以人在各方面都有很好的能力，只比天使微小一點（參《舊約聖經．詩篇》八篇五節：「你叫他比天使〔或譯：上帝〕微小一點，並賜他榮耀尊貴為冠冕。」）。世上所有一切物種幾乎都依循其內建的基因存活，換句話說，就是被程式化，遵循上帝創造時所內建的程式走。唯有人不受此限制，因為人是照上帝形像所造的。基督徒相信上帝是無所不知，無所不能，無所不在，而人類大腦的潛能所發展出來的科技，也讓人嗅到上帝此種特性。可是人一旦失去上帝的形象（靈性），就失去上帝傳遞給人的良善（所謂喪盡天良）而成為魔鬼，甚至給人類帶來毀滅性的災難。再兇猛的野獸也只有在獵食或其地盤領域受侵犯威脅時，才對外攻擊。只有人類會採取趕盡殺絕的手段，進行種族滅絕。就像法蘭可所說：「我們已了解人類真正的本質。畢竟，人類發明了奧斯威辛毒氣室，同時也抬頭挺胸、口中念著主導文或猶太祈禱文步入毒氣室。」要走向天使或魔鬼，端視個人是否心存慈悲，保存上帝的形象。

敬天愛人

「盡人事，聽天命」，是我們的文化裡許多人耳熟能詳的一句話。基督教神學家尼布爾（Karl Paul Reinhold Niebuhr）常常被引用的祈禱文也表達了此信念：「求上主使我心平氣和地接受我無法改變的事情，有勇氣去改變能改變的，且能有智慧地分辨此兩種情況。」可是人類歷史發展過程裡，特別是一些獨裁者身上，不斷出現「人定勝天」的欲望。「天」是由「一」與「大」組合，是「第一大」或「最大」，也就等同是上帝。「人定勝天」的想法，等於人想要做上帝，是會導致害人害己的誇大妄念！現代科技的進展確實給人類生活帶來許多方便與舒適，可是無可否認地，它也給人類帶來生活上史無前例最大的壓力。例如人類在核能與基因工程的研發，若不存著敬天愛人、謙卑的心，而是持著「人定勝天」的心態，則是禍是福，人類應該三思。

在此，我想引用台語歌謠〈阿爸的風吹〉（鄭智仁詞曲）的歌詞。歌詞內容提醒世人，飛得越高越容易迷失，而忘了牽著風箏的那一雙手。在科學似乎登峰造極的今天，人類更需要存著謙卑的心，認識人的有限性。否則人類就會成為斷了線的風箏，重重摔下。透過靈性操練，人類才能穩固地與生命源頭那雙手連結。

阮阿爸　教阮來　做風吹
伊講　你敢知　咱人生親像風吹入焉耳飛
飛呀飛　風愈大愈高　有時會飛入濛霧中
飛呀飛　風愈大愈高　有時乎風來騙不知
阮阿爸　牽阮去　放風吹
伊講　有一工　你若會親像風吹焉耳飛

飛呀飛　愈飛愈高　看到的物就愈未清
飛呀飛　愈飛愈高　不當忘記線的起頭彼雙手

風吹呀飛　風吹呀飛　飛過阮細漢一直有的夢
風吹呀飛　風吹呀飛　飛過阮懵懂的夢

上帝的愛補我破網

右眼又出毛病了

二〇一六年二月二日，我在睽別台大醫院眼科病房二十六年後，再度住院接受治療。這是我的右眼第四次接受手術。住院前幾個星期，我的右眼就斷斷續續會覺得有點刺痛，每天早上睡醒時也會有眼屎。住院前幾天情況惡化，一月三十日晚上，請我的眼科醫師女婿檢查，發現問題出在二十六年前我右眼嚴重視網膜剝離時，當時放置的扣環脫落。當年手術是用鞏膜扣壓植入術，將剝離的視網膜縫在放置在鞏膜上的扣環（buckle）。扣環經日積月累材質變化而脆弱腫脹脫落。醫師緊急將已脫出在外面的部分夾除，夾出來的碎片看起來很像果凍，但是還有留在深部鞏膜上的碎片必須進手術房才能處理。

於是安排住院，並預定二月三日上午進行手術。可是手術前一晚，住院醫師在例行檢查時發現我右眼前房出血。經請示主治醫師楊長豪教授後，住院醫師告訴我第二天早上若沒有止血，手術就須取消。若取消，就可能要等過完農曆新年再重新安排手術了。碎片留在裡頭不但會增加感染機會，等待重新安排也會讓新年不好過。感謝上帝，好在沒有繼續出血，二月三日順利完成清除碎片。

回過頭來看，前後四次手術，後面三次是在收拾第一次手術的後遺症！我被送進手術室到手術正式開始有約三十分鐘的等待時間。我選擇做局部麻醉進行手術。根據我過去的經驗，手術過程中眼睛還是有痛的感覺。所以在等待及手術過程中，我腦子想一些過去有趣的事，特別是四個孫子小時候一起玩的趣事，希望緩和自己的緊張情緒。過去和孫子們互動的回憶居然也在此次手術過程中派上用場！

第一次手術

一九八九年八月一日，我到台南成功大學醫學院履新，並兼任附設醫院醫務副院長職務。我隻身南下，內人及二個小孩繼續留在台北。十二月一日上午七點多，我一如往常從宿舍走路去醫院上班。一路上總覺得右眼視覺有問題，有黑色雲狀東西在右眼前飄浮。到了辦公室，心想可能有什麼東西在右眼沒洗乾淨，於是用水洗眼睛。洗了幾次，飄浮的黑雲仍然沒有消失。我開始覺得不對勁。那天上午，醫院有主管會議，開完會，我又試著洗洗臉，但情況依舊。心頭有一種不祥的感覺，立刻找眼科主任檢查眼睛。檢查完，眼科主任一臉嚴肅的表情，我心裡猜想事情一定不妙。果然，我的右眼有視網膜剝離，而且還剝離得蠻嚴重的。若不趕快修補，剝離的情形會繼續惡化。我的右眼就像破了一個大洞的網，網不住光線。於是安排第二天進手術室治療。回到宿舍，立刻打電話回台北家裡。我試著以平靜的聲音告訴內人發生了什麼事情。這突如其來的事情，對我們夫妻都是晴天霹靂。

第二天是立法委員及縣市長選舉日，全國放假。眼科主任特別為我安排治療，希望能把剝離的視網膜修復，釘牢一點。我和內人一起禱告後，就被送進手術室。手術順利完成。術後蒙著眼睛休息，只能用耳朵聽音樂及廣播。當晚聽廣播，知道我的朋友洪奇昌先生當選台南市立法委員，周清玉女士選上彰化縣長。朋友選舉成功的好消息對我這剛開完刀蒙眼躺在病床上的人，是有鼓勵作用的。內人放一些教會詩歌錄音帶給我聽，其中有些是我少年剛到教會時學的詩歌。心裡跟著哼詩歌，腦海中出現一幕幕過去的生活景象。

父親過世

國小六年級時父親去世。佛教界在當時位於台中公園附近的佛教會所，為先父德林師辦告別式。全國佛教界來了不少人，也有大陸來台的「活佛」。緊接此隆重喪禮之後，有意接掌先父所經營的「台中佛教會館」的人士，開始各自佈局。

先父屬日本佛教曹洞宗的支派，照理說，由曾跟隨先父受曹洞宗訓練的學生接續是最恰當的安排。但二次世界大戰結束後的台灣佛教界，曹洞宗的人已逐漸失去影響力。一位從外縣市來的比丘尼，以協助「台中佛教會館」的寺廟佛事為由，住了進來，並在有計畫的運作下，成為接掌此寺廟的住持。就那些人來看，爭取接掌寺廟的重要性遠高於關心德林師遺留的寡婦及九個未成年子女。更不幸的是，接續的人不是我們所認識、先父生前的學生，而是與曹洞宗不相干的比丘尼。事後回顧這段經歷，雖然從人的立場來看，是很不幸的遭遇，但卻是上帝美善的安排。因為在那心靈深受創傷無依靠的情境下，母親才有可能接受一位基督徒姐妹的探訪及安慰，並打開心門，接受耶穌。那位平凡的教會姐妹，實踐了耶穌「凡行在那最弱小的人身上，就是行在我身上」的教導。也帶給我們一家人新的生命及希望。

歸信耶穌

我們全家終於被迫離開先父創辦的「台中佛教會館」。在物質生活上，過得很辛苦。念初中及高中的階段，我雖然在同學中很得人緣，但學校辦的遠足、旅行，我就算很想參加，卻也不敢奢望，因為會使母親為難。同學說他們去看了很好的電影，我也很想看，卻不敢向母親提出。中午在學校吃便當時間，我偷偷瞄同學們便當裡的菜，心裡實在羨慕。當時每學期註冊時，不論是初中或高中，學校都要檢查是否已買齊該學期課程之教科書。對我來說，這一關檢查並不好過。為了節省書錢，我會事先向所認識的學長借書，但不一定能借齊所有的書。有時檢查人員會挑剔，說我借來的書與新版不符。面對檢查的人，我心裡實在不好受。

雖然有這麼多不如意的事情，但只要一回到家裡，我們兄弟姐妹有一個免費的共同消遣，就是把教會的聖詩本拿出來唱。興致來了，就從頭開始翻頁，把會唱的詩歌，一首一首唱下去。有時整個週末下午就在唱歌中快樂地度過。這種習慣，在往後的日子我們家人聚會時，仍延續下來。現在每年春節林家三代團聚時，二十幾人拿著林家詩歌民謠本點唱，很過癮！記憶中年少時在家裡唱歌的快樂，比現在上KTV更享受。藉著唱詩歌，我們學會發聲及合唱。在學校，音樂老師還以為我學過聲樂。母親很喜歡聽我們合唱詩歌。對農村出身，沒有念過書的母親來說，她很高興能經常免費聽合唱。在她心目中，我們平凡的歌聲，就像天使響亮的讚美歌聲。感謝上帝，在母親心裡痛苦時，適時差遣忠心的基督徒來到母親身邊。上帝真的修補醫治了母親破碎的心網，也給我的青少年生活充滿信心及希望。這一切，都因為基督是我家之主。

美麗島事件

一九七九年底發生的高雄事件（美麗島事件），對我們家是一大衝擊。四弟弘宣被點名為代表台灣長老教會參與所謂「叛亂」的神職人員。那年某日寒冷的深夜裡，我們被急促的按門鈴聲吵醒。當我應聲開門時，由里長帶著警察及憲兵進來，說是要搜查林弘宣是否藏匿在我家，逐間搜索衣櫃及箱子。而我們的樓上、樓下及屋外都早已站著監視的人員。往後的日子，在生活、工作、通信上，我都受到情治單位及警察人員的特別照顧。每次要出國參加國際學術研討會也都被百般刁難。五弟在美國聲援抗議政府對高雄事件的不義行為，於是他原本在美國求學期間被打小報告而列黑名單的罪名，就罪上加罪。甚至在母親病危時，由幾位在野黨立法委員連名請求讓他回台灣見母親最後一面的訴求也遭否決。

在這風聲鶴唳，草木皆兵的氣氛下，一群基督徒勇敢地站出來。他們每週聚會，關懷所有遭受此苦難的人及家屬。他們唱詩、讀《聖經》、代禱，並以實際行動拜訪關心受難者的需要。不管遭此困難的人是不是基督徒，都同樣表達關切之情。在戒嚴的白色恐怖氣氛下，這群基督徒實踐了耶穌「我病了，你看顧我。我下在監牢，你來探望我」的教導。上帝藉著讓我參加這些聚會與探監，使我恐懼的心獲得安慰。

高雄事件及其延續下來的白色恐怖給台灣社會的心網捅了一個大洞，希望似乎要破滅了。我也曾一度灰心想離開台大醫學院的教職。感謝上帝，透過基督徒所表達耶穌的愛，醫治了我們心靈的創傷，修補了我希望之網的破洞。

第二、三次手術

接受眼睛手術並休息一個多星期後，我回到台北的家，並繼續由台大醫院的眼科醫師照顧。再過一個多星期，原本拿下眼罩還能看到東西的右眼又有了變化。於是再度住院。接下來的一個月，因為第一次手術後發生併發症，眼底出血蓋住了視網膜，我前後再接受兩次眼科手術，以清除視網膜下的血塊。

第二次手術前，鄭連德牧師夫婦來為我禱告，當我們同心說「阿門」後，我心裡出現一生以來從未曾經歷過的安寧及祥和，內人也同時經歷同樣的感覺。在台大醫院的兩次手術並沒有挽回我右眼的視力。我成為只剩下左眼視力的獨眼人。從小我就被稱讚有一對炯炯有神的大眼睛。現在不但只有一眼的視力，兩眼看起來也一大一小。我的立體感變差，不再能像以前那樣穿針線，或準確伸手捕捉眼前的蚊子。

這次的生病，使我學習許多新的功課。上帝通過此苦難，使我更能了解耶穌十字架苦難的意義。更能體會病人及家屬的苦難。在我臥病期間，內科戴東原教授到病房探視，他看我那麼辛苦地按照眼科醫師的吩咐，整天面朝下躺著。他說「這種身體及精神的辛苦，你這個精神科大教授要好自為之」。戴教授是在鼓勵我，但他可能忘了我還有一位大醫師耶穌也在看顧我。在人看來，我的生涯在這個時刻出現了大破洞，但上帝再次給我修補了。

網、望、夢

打魚的人，不論多麼有經驗，如果魚網破了洞，撈到的魚也會溜掉，而致徒勞無功。「網」與「望」這二個字台語都念 bang。李臨秋先生作詞的台語歌謠「補破網」，充分發揮台語之美，描述了討海人之辛苦與希望。

其第一節歌詞說：「見著網，目眶紅，破甲即大孔，想要補，無半項，誰人知阮苦痛，今日若將這來放，是永遠無希望，為著前途罔活動，找傢司補破網。」台語，「魚網」和「希望」都念成 hi-bang。破了大洞的魚網若不把它補起來，那就永遠沒有希望捕到魚了。同樣，一個人的希望未能實現時，若就此絕望放棄，那就真的永遠沒有希望了。可是如果能努力去修補過去的漏洞、缺陷，就會有轉機。

除了前面所提「網」與「望」這二個字台語都念 bang 外，「夢」這個字台語也念 bang。信耶穌使我們有一個美麗的夢，使我們能網住永生的盼望。台語將「網、望、夢」三個字美妙的以同樣的發音 bang 連結在一起，實在讓人讚嘆！

以前我在精神科門診看診工作中，最常聽到的訴苦是失眠。多數失眠者會抱怨整夜做夢，干擾睡眠。其實，夢是睡覺的一部分。我們每天睡覺都會做夢，不管你覺得是一覺到天亮，或是整夜做夢，多數情況下，作夢所佔的時間長短都差不了多少。夢既然是上帝在我們的睡眠裡頭設計的一部分，我們最好存著感恩的心接受。我常常勸那些抱怨睡覺做夢的人，腦筋要轉個彎。睡覺做夢就像看一場電影，做恐怖的夢就是上帝請你看一場免費的恐怖電影。倒是如果真的利用睡眠腦波觀察，只要一出現做夢記錄，就把你搖醒，即所謂「夢的剝奪」，那你真的會身心俱疲而生病。所以睡覺做夢是不可或缺的。「有夢最美」這句話還是有它的道理的。

研修神學的夢

若沒有發生嚴重的視網膜剝離和手術的併發症，我可能會繼續留在成大醫學院和醫院忙到退休為止。上帝似乎在通過此次的眼疾叫我停下腳步想一想。在臥病期間，精神醫學界大老林宗義教授從加拿大來台時，特地打電話鼓勵我，並要我放慢腳步。

經過禱告反省，我決定辭去成功大學的所有職務回台北。當時我並不知道未來會如何，但確定必須重新安排生活。我雖然離開台大不到一年，但也只能以新進人員身分申請台大醫學院教職。從一九九〇年七月我重新回台大醫學院，到二〇〇四年八月退休的十四年期間，我承接台大醫學院、台大醫院和台灣精神醫學會的各種任務。但感謝上帝，在我工作職務最繁重的時期，引領我修讀神學課程。我先利用晚上時間修讀完台灣神學院信徒神學系的神學士課程。二〇〇一年台灣大學給我一年進修學假，讓我得以考試進入台灣神學院修讀文學碩士課程。先當一年全時間學生，然後分段研修，於二〇〇五年完成此課程，圓了我修讀神學的夢。

我有一個夢

美國人權運動者金恩牧師於一九六三年八月二十八日，在華盛頓林肯紀念堂前所發表的演講「我有一個夢」（I have a dream）被票選為美國二十世紀最佳一百篇演講的第一名。美國政府訂一月二十日為「馬丁・金恩日」，是美國三個以紀念個人名義設立的國定紀念日之一（另兩位是華盛頓及林肯總統）。

金恩牧師本著基督信仰，夢想有一天睡醒起床時，看到白人與黑人的小朋友能手牽手平等生活在一起。金恩牧師像耶穌一樣，在世上的時候受盡羞辱，最後被殺死了。但是他死後，他的美夢成真。今天，黑人也已被選為美國總統了。

主禱文裡面有一句「願你的國降臨，願你的旨意行在地上如同行在天上」。金恩牧師的夢就是要落實耶穌基督教導門徒的這句禱告詞。歷代的基督徒延續做「願你的國降臨，願你的旨意行在地上如同行在天上」的夢。要實踐此天上人間的夢，需要有成為僕人的服務心態。一九八七年我由台灣大學借調省立桃園療養院擔任院長二年，就任致辭時，我以耶穌教導學生若誰願為大，就必像僕人先服侍別人，耶穌並親自作示範替祂的學生洗腳的故事，來與全院同事分享。並勉勵醫療人員要以同理心來服務病患，若常存此心志，必能消除病患及家屬的焦慮感。

若人人肯謙卑服務別人，社會的不安及紛爭就能減少或消除。當我卸任之時，該院全體醫師送給我的紀念品上特別刻上「洗腳」的字句。我珍惜此紀念品，也祈禱，有朝一日耶穌謙卑服侍人的精神能廣傳。

林信男

台大醫學院精神科兼任教授、台北市東門教會長老，為國內資深精神科教授。台灣大學醫學院醫科畢業，英國倫敦大學精神醫學研究所進修，台灣基督長老教會台灣神學院神學士、宗教文學碩士。歷任台大醫學院精神科教授暨醫院精神科主任、桃園療養院院長、馬偕醫院資深主治醫師等。

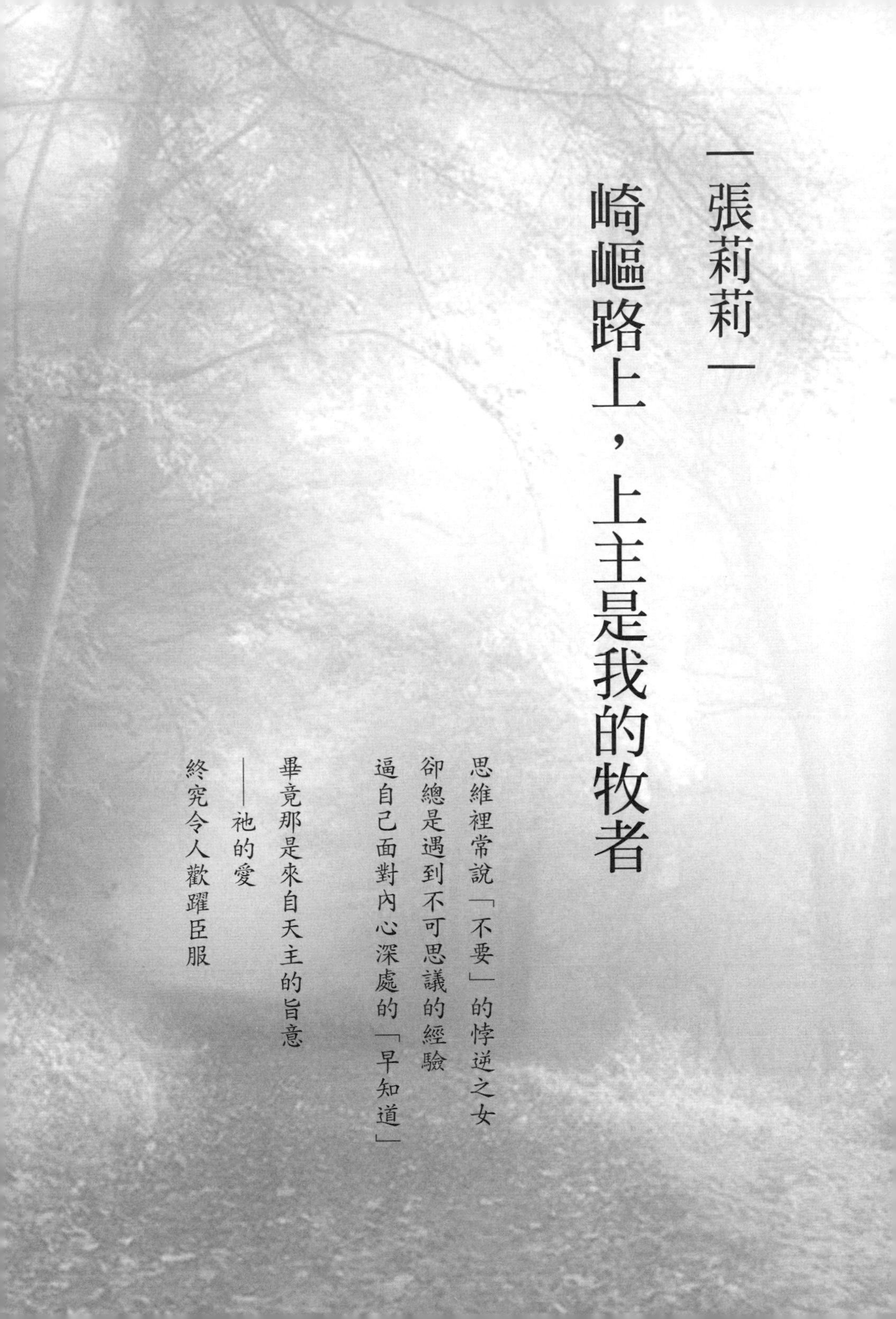

—張莉莉—

崎嶇路上，上主是我的牧者

思維裡常說「不要」的悖逆之女
卻總是遇到不可思議的經驗
逼自己面對內心深處的「早知道」

畢竟那是來自天主的旨意
——祂的愛
終究令人歡躍臣服

我目前是美國心理劇、社會計量與團體心理治療考試委員會（ABEPSGP）認證的治療師與訓練師，除在大學任教之外，也在台灣、中國大陸、馬來西亞等國家進行心理諮商與培訓工作，我的諮商工作主要以心理劇為治療途徑。而成為一諮商人，並以心理劇作為我一生中深具特色的助人途徑，是處處有神的帶領與眷顧的。

回顧一生，發現自己生命中靈修旅程頗符合《聖經．路加福音》（三：4-6）所啟示的道路：

「在荒野中有呼號者的聲音：你們當預備上主的道路，修直他的途徑！一切深谷要填滿，一切山岳丘陵要剷平，彎曲的要修直，崎嶇的要開成坦途！凡有血肉的都要看見天主的救援。」

我的靈性之路大致可以分為四個面向來描述，我將相同屬性的經驗歸類，然後在其中賦予時間的先後順序，非全然以時間點劃分：二十幾歲時的悖逆之女階段，呼應了「一切山岳丘陵要剷平」；領洗後進入十幾年的傷痕醫治階段，進入「一切深谷要填滿」；無心插柳柳成蔭的專業發展，應驗了「崎嶇的要開成坦途」；永恆的愛則實踐了「凡有血肉的要看見天主的救援」。

悖逆之女

我遠遠看見那班火車停在對面月台，我一方面以百米速度衝過剪票口，朝票務員丟下一句話：「我上車買票」，另一方面繼續衝，跳下月台、直接越過鐵軌，想爬上這班列車，這樣我就來得及提早由台南回到高雄，否則就要晚上七點多，足足晚一個鐘頭左右。沒想到此刻我發現我的腳勾不上列車的低層台階，原來是因為我穿了緊身牛仔褲，根本無法抬腿，上週第一次試驗成功是因為我穿了一件寬鬆褲裝，輕鬆爬上列車。

我往右看，一列橘色光號列車正在進站，我死命地用雙手的十根指甲：左手五個指甲摳住底層台階，右手五個指甲摳住高層台階，使勁地想把自己身體拉上去，無奈我太重了，就以膝蓋頂著階梯，身體懸在半空中，盡力地掙扎往上。往右看，橘色列車漸漸逼近，正當驚恐慌張之際，我雖未抬頭，卻隱約感到火車上站著一穿全身鮮藍色工作服的男士，突然蹲下拉起我頸後的衣領，我一下被拎起，就好像會輕功一樣，腳並未著地便越過兩級台階，直接到兩節車廂之間的通道上。

我太驚嚇了，驚魂未定，像貓咪一般抖抖身體，然後開始抬頭看這個救我的人，但奇怪的是，這個人不見了，我望望前面車廂、又回頭望望後面車廂，前後走道上連一個影兒也沒有，我驚訝他怎麼沒有留下來罵罵我或問我有無怎樣，怎麼逕自走開了呢？我略帶顫抖地往前找個座位坐下，摸摸自己那還在顫抖的心口，告訴自己「以後我永遠不敢了！」

幾年後我在文藻外語學院教學時，看到名為《天使》的一系列錄影帶，記載著在美國各州發生疑似天使相助的事蹟，令我第一次回想到這件事，對我來說，這真的是很不可思議的經驗。第一，一般人不可能提起我，因為那天我的上衣材質是針織的，且我體重不輕，拉衣領應該只能將整個衣服往上拉，無法把身體整個往上提，而且除了衣領，他並沒有碰觸我身體任何部分！第二，他後來不見了！若是工作人員通常都會訓斥我一頓的，若是一般旅客也會看我有無異狀。他是誰呢？

這事件能化險為夷，我覺得自己真幸運，但接著就忘記此事了。這些生命中的驚險與幸運就像泡沫般地一下子就沒入每日高低起伏的生活潮浪之中。直到去年，我才又想起此事，問了一位神父，他提到每一個人都有天父派的護守天使，這位救我的人應該就是我的護守天使。教宗方濟各去年引用集禱經與聖詠，指出護守天使是一位旅伴，始終臨在人與上天的每個事件中（二〇一五年十月二日清晨彌撒講道）。《聖經．出谷記》（二十三：20）記載「看！我在你面前派遣我的使者，為在路上保護你，領你到我所準備的地方」。在得知我護守天使的身份並獲得他的幫助後，我決定以後不要讓我的護守天使太費力，我得乖一點了！

傷痕醫治

一九九九天主的禮物：修補失落的安全感

我生命中最大的創傷之一是不安全感，在積極謀求醫治的歷程中，最後選擇以完形治療作為途徑。這個完形治療訓練課程的學費是每年八萬八千元，一次課程時間是兩年，兩年的課程學費累積起來相當昂貴。因此我設定兩個目的：治療自己的不安全感，另一方面學習如何做完形治療，如此身為案主可得的治療與身為諮商師可得的學習兩方面兼具，就可把學費充分賺回來。

第一天第一階段自我介紹單元中，不小心將訓練師 Tony Key 移情作我的爺爺，我這生最初的愛戀對象——已經去世多年的爺爺，於是 Tony 順著我的反應處理我們的關係。下課時，莫名其妙地有兩名學員陸續過來跟我說：「張莉莉，我討厭妳！」我心中開始閃過早上的畫面，我根本不認識這兩個人，只記得是班上一員，況且我不記得在一個半小時內我有得罪人，所以我不知道為何他們有這種回應，我心想，縱使討厭我，也不須要告訴我啊（後來才知這個工作坊有一潛規則就是有話都要說）！我突然間有一股進了野生動物園陸續被兩隻猛獸抓傷的感覺。後來我在想，會不會是學費太高，所以每人都盼望能在五天工作坊中搶到案主的位置，我卻在第一天、第一個時段就無意中當了案主。雖然我沒有主動爭取，但我的確已經得到一些治療，這已經引起眾怒，或更明確地說，眾家姊妹的嫉妒。我為部分學員對我的惡意非常難過，因為一切是偶發的，當天晚上我遂決定在這次工作坊中放棄爭取當案主的機會，放棄治療我幼年的不安全感了，不管學費多貴，畢竟我比一般學員有更多處理自己議題的機會，我在博士班進修、我有靈修資源等等。而我同理並憐憫了一些同學的處境，我也願意祝福他們有更多身心療癒的機會。

第二天上午，我開始每天例行的一小時讀經禱告，當天的福音章節是〈耶穌平息風浪〉（《路加福音》八：22-25）。我使用默觀祈禱（contemplation），當我默念經文情節後，安靜片刻，閉起眼睛再次想著經文的故事情節，突然整個故事中小船在風浪的情節跳躍成另一個畫面：

有一隻大手，手上握有一顆地球，地球上頂著一隻小船，船裡充滿了地球上所有的水，船內有一小板凳，大約九歲、梳著辮子的我安全地站在板凳上面，水再怎麼洶湧也無法碰到我的鞋子，這是第一幕；隨即跳到第二幕，我看到類似日本動漫柯南影集中阿笠博士的男子穿著白袍，領著九歲的我走到一張實驗桌前，那張桌子上有一圓球體，用布覆蓋著，我心中知道那是送給我的禮物，看似地球儀，當掀開布時，我目瞪口呆地看見那是此一宇宙的星象儀，上面有北斗七星的標線；隨即再跳到第三幕，在同一實驗室中，我在阿笠博士的左胸口袋中，喝著一個試管流出的奶汁，底下有另一個口袋，我的母親在裡面，再往底下的口袋裡面，裝著我一個最要好朋友。阿笠博士比著手，指引我看看右邊，我看見右邊是一大面玻璃櫥窗，櫥窗內有三個類似銀河系的系統，每個銀河系統各有大大小小的星球，在一穩定交錯的軌道上運行，我猜那是多重宇宙銀河系統的運作，這些都被收納在像阿笠博士這般慈祥長者的櫥窗內。

由第一幕貫穿到第三幕的主題皆提醒我一個真理：世界由祂所掌權的，由我身處的地球環境、身處的這個銀河系、宇宙中無數個銀河系，都在祂的手掌中，而我是安全的。祂以人的方式告訴我：星空之大在一地球儀中，銀河之大在其櫥窗一角。祂展現的宇宙真相讓我明白：我永遠安全，因為宇宙由祂掌權。我三歲時被陌生人帶走的驚恐與失落的安全感，神用圖像的方式告訴我，並修補我：「是誰在全宇宙掌權呢？這世界安全感的最終來源是誰？」而這個問題的答案，重新建立起我的安全感，這感受是建立在宇宙真理之上的。我認為這是祂對我的憐憫，以及對我憐憫其他學員而放棄治療的補償與恩賜。後來我看見網路上提到這個宇宙有無限多個銀河系，我絕對相信，因為我曾看見有三個銀河系在祂的櫥窗內運作。

二〇〇二生日禮物：妳是女孩

心理劇工作坊某一天早上，正是我四十歲生日。我安靜地享受著我的生日祕密。那天龔鉥老師帶了一個冥想…

> 冥想中我突然看見一個女嬰孩光著身子躺著，一層男性性器官下，覆蓋著一女性性器官，在下腹左邊有一個一般綁在禮物上大大漂亮的蝴蝶結，彷彿代表著我的女性性別是一個禮物。

我從未懷疑自己是女性，但我小時候的確看過父親同事拜訪我家時，嘲笑家中盡是女孩的景象，因此國小時我剪短短的頭髮，積極念書，想以成就來為父親盡生女孩的情況雪恥。這是我內心深藏的一個結，此時似乎被天主看見了，同時我也回想起，我的確會對一些身邊大男孩表現出調皮，有時不假顏色，有時猛不然地會出現一些男孩對男孩間那種不帶暴力的毒辣，也許在心理上，我潛藏著敵對情愫，因此神主動給了我四十歲的大禮物，告訴我：「妳是女孩！」

我認為，神大概是要我收斂幼年傷害所延伸出的那種對異性抱持的潛在敵意，讓我放棄這些不自由的選擇，真實回到原本的特質，天生的優雅溫柔！

我認識了卡爾．羅傑斯

有一次，我為了幾位學生在輔導中心的違規行為大為生氣，後到教堂辦告解，美籍越南裔神父交代的補贖行動，是花半小時去看一棵樹或一個盆栽，對此我有點驚訝！很巧地，隔天即是學校的校慶與運動會大典，雖然要上班，但我卻有很多自由時間，我選了校園中最隱密的一個角落，看中一棵頂端被雷打到而裂開的樹，開始進行為時半小時的活動。

當我開始盤腿端坐在草地上時，我突然感受到我「是」天主，正在看一個躺在這棵樹樹根上的嬰兒，她被襁褓裹著，我知道這個在樹根上的嬰兒是我，我就是這棵樹，我看到泥土裡好的營養和壞的營養都陸續進到她身體內，她因為太小，無法選擇要或不要。這個現象隱喻著我的幼年生命，如同地球上其他人類一樣，只能被動接受家庭環境所有文化的影響，無從選擇。

這是人類起初的狀況，同時無知地學習美善與罪惡，作為天主的我，心中湧起許多憐憫。接著我的目光隨著樹幹往上，移到中間一個不小的樹結，我注意到她停留在這個樹結繞圈，一直挑剔、責備自己。這讓我想到國中時期的自己，常用許多框架看自己，對自己不甚滿意，一點錯誤都可以花上很多時間後悔、自責。但作為天主的我，此時心情是著急的，我根本不在乎這些過失，我所在乎的是她專注地繼續成長，而不要停頓在某一個錯誤，或花太多時間責備自己。而當我目光稍微順著樹幹再往上移動時，我發現身為天主的我心情在歡躍，並欣賞她繼續努力朝上成長的力量。

在這一刻，作為天主的我突然了解天主對人罪惡的看法，以及處理的態度。

首先分享我對天主對人罪惡看法的理解：人類自從亞當、夏娃相信蛇的話而以為天主說謊，繼而被天主詢問為何違反命令時，他們倆互相指責、推諉的反應方式，就已經註定不適合再住在伊甸園了。因為人類後代若傳承這些否認、指責的行為和態度，伊甸園縱使再美好、富足，也會充滿人類互相指責的噪音。而這些已經學會指責、防衛的後代，敗壞速度驚人，亞當的第二代即發展出兄因忌妒而殺弟弟的罪行，罪惡的蔓衍極其可怕。這種否認、指責的態度，在現代人身上也處處可見，心理學家佛洛伊德就發現，人內心的防衛機轉都有「否認機制」運作其中。除罪犯外，像是有外遇的人一般都會推拖自己的外遇行為是因為妻子的問題所致，也就是說，人們在這代代相傳的過程中，會無可選擇地接受所有美善與敗壞的習性、環境，以及文化的灌輸與教導。這就是人的處境，而天主則看著這一切歷史與發展，祂厭惡罪，但善待罪人（創五：15；撒下十二：13-14）。

再來，分享我心中所以為的、天主對人罪惡處理的態度：祂見我們皆有傳承的罪性（例如內在的自卑感、妒忌心等），在某個程度上，有些人是處在無能為力的環境中的，因而不斷衍生出罪行，因此，天主直接讓祂的獨生子耶穌來代為贖罪，償還人類的罪債，並給予人了解真理、進而調整自身行為的機會——所謂悔改的時間。這可對應《羅馬書》（二：4-6）經句：

「你以為你能逃脫天主的審判嗎？難道你不知道：天主的慈愛是願引你悔改，而你竟輕視祂豐富的慈愛、寬容與忍耐嗎？你固執而不悔改，只是為自己積蓄，在天主憤怒和顯示祂正義審判的那一天向你所發的憤怒。到那一天，祂要照每人的行為予以報應。」

我由此了解，上主是多麼忍耐地等待著！祂給與人們生命——一段覺察、調整自己心態與行為的歲月旅程，如同告解行動中所觀察的這棵樹，天主在意的，是它是否全心全意地往上發展，不停留在自己故意或無法選擇的錯誤中，是否繼續成長，爭取生命的時間潔淨自我，以接近人類在伊甸園最初受造時的狀態。

這半小時的告解補贖活動使我想到諮商理論中的案主中心學派。卡爾．羅傑斯（Carl Rogers）強調「無條件的積極關懷」，而我在全然注視這棵樹的過程中，不斷經驗到作為天父的我「渴望」無條件積極關懷這棵樹的心情與態度，此刻我才了解，這學派是多麼貼近天父的心意。

無心插柳柳成蔭的專業發展

跨越三十年旅程的啟端是兩個夢與一次生病

一九八七年，就在我要去參加清華大學人類學研究所第一年的碩士班應試前的一個週日午後，小憩時，我做了一個非常清晰的白日夢，眼前浮現一幕：

夜晚星空低垂，重重山巒靜默其中，在螢幕的下方似電影字幕般地打出一排字：「妳若執意進清華，將失去妳的王國。」

我頓時由夢中清醒，思索這句話的意思。眼見週五就要去新竹清大了，心想這是清大人類學研究所第一屆招生，應該是好考的，台灣好像只有台大有人類學系，報考人數應該不多，而且我也將考試科目念得很熟，我自認為自己是有希望考上的，我還是照著我的原本計畫繼續準備應考。我將夢中的這句話放在心裡最底層。

在接下來的週一和週二上午，我心中隱約浮現一種不安感，當時還未受洗成為基督徒的我向天主祈禱說：「若祢不要我上清華，請阻止我！不要在事後不要我。」週三下午我在辦公室裡工作，約三點開始感覺不太能呼吸，晚上八點鐘，我趕緊就寢躺在床上，但就像魚離水般，呼吸狀況仍無改善，後來只得告訴母親，去看醫生。醫生告知我氣管收縮，空氣無法進入，叫我先吃藥回家休息，若再不行，就到醫院切開氣管打入氧氣。我感到非常害怕，臨睡前我吃一包藥，並告訴我那相信一般民間信仰的母親關於夢的情況，母親直接告訴我：「那是你的神不要你去考試！」當晚我決定放棄清華人類研究所考試，隔天，氣喘好像從未發生一樣。

正如《聖經．約伯傳》第三十三章第十五節的經文：「人躺在床上沉睡的時候，神就用夢和夜間的異象」，神用一個夢境啟示了我，雖然我平日只用跟祂說話的祈禱來往，在高雄甚至沒有認識任何教友或到過教堂。

過一陣子，我又做了一個白日夢：

我正在看一個似電影但又是相當真實的畫面，一群由山坡上跑下來的小學兒童，他們歡欣地朝我跑來，山坡上一棟棟溫暖的小屋，橘紅或鵝黃小屋牆壁非常美麗，只是每一棟小屋的屋頂都有雪。後我視線往右移過城牆，到另一邊，看見畫面由不對稱對角切成上下兩個三角形，在左下三角形，我看見兩、三隻企鵝穿著整齊，正在學習走路，一隻企鵝差點跌倒時，我身體往前試著去扶她……，右上的三角形中，我看見兩隻看似青少年的人型鳥，穿著太小的衣服，非常窘迫，兩人孤單站在一塊，我看到他們的腳被橫著的一枝粗樹幹上的一個洞纏綑著，我注意到在銀幕外的我，彎下頭想去查看他們的腳被樹洞中的什麼纏住，且用手試著去解開那些纏繞的繩索……

第一個夢，配合隨後的氣管收縮發作，使我放棄由社會工作助人領域轉念清華人類學研究所的企圖。第二個夢，直接沉入我記憶最深處，直到去年（二〇一五）十月的某一天早上，準備去帶領心理劇工作坊，匆忙地盥洗時，看著鏡子中的我，一剎那間，好似一道陽光射進二十八年前我遺失的第二個夢境，全部的影像與蘊含的涵義都清晰了起來！

直到書寫的此時，我才約略了解這兩個夢境是一種預象，顯示我今生的祝福與使命。

避靜：我靈性的沐浴

一九八七年十二月二十日，我終於領洗，是整個家族中唯一領洗的天主教徒。領洗後有一陣子常因工作不順而不快樂，巴拿馬籍的勞修女看我不快樂，問我要不要去避靜。我抱著試試的心情去了，一做成為習慣，迄今近三十年。舉凡是否繼續進修、擇業、結婚等生命中的選擇與轉折的決定，我都是到彰化靜山靈修中心或某個靈修中心，尋找天主對我生命的計畫。

避靜，是在身心安頓下等待天主的陪伴與恩寵，尋求天主對我在某個特定方向或生活轉折處的旨意。這是我生命中固定的休止符，縱使沒有面臨重要情況得做默想抉擇，但我還是一年至少會安排兩次以上的避靜，試圖了解生命目前混亂的程度、需要革新的方向與相對應的實踐做法，進而理解若要配合天主的計畫，我需要何種持續的抉擇與方向。這樣安靜時刻讓我重新檢視在地球上出發的方向與目標，在這樣的心境中，我有著極大的平安。

由社工轉念諮商輔導

一九八九年，我看見同事和我負責的義工隊友衝突，實在不懂為何兩個好人無法好好相處，一定有什麼我不知道或需要再學習的東西，因此決定考輔導。而辭職在家準備考試的期間，壓力相當大，因為社會工作與諮商輔導的視野有所差異，考前一個月突發放棄之心，緊急找了我教會團體的輔導，一位曾在義大利學習深度心理學的西班牙神父，在忙碌的時間表中硬擠出休息時間，為我安排會談，經過他以現實測試之引導，我終於了解到是自己不敢面對的是考試可能失利的打擊，故先拒考，談話後，我又可以超越自己得失心，繼續努力了。考前一週，我實在太沒信心了，面對一堆自製講義，發現自己記憶力減退，龐雜的講義量根本無法全部背誦，於是我開始慌亂哭泣，不過當我念《玫瑰經》時，感覺到聖母安慰我：說她必幫助我。

考試第二天，通常都會考小學輔導室設立標準——我最害怕的科目，因為我總是無法將那些規則背起來。所以在考試休息時間中，我一直趴在桌上祈禱，直到考試卷發過來時，我很吃驚地發現，竟然沒有往常八股硬背的考題，取而代之的，是一大題案主與諮商師的對話，這使我鬆了一口氣，因為這剛好是我較擅長的題目，感謝聖母。後來才聽說，隔年考試又考回以前考小學輔導室設立標準的那些八股考題，我只能再次感謝聖母對我的恩寵護佑。

覺察的習慣

碩一時，我採用耶穌會的意識省察（Awareness Examen），每天睡前祈求天主：請祢以祢的眼光關照我今天的生活。每天祈禱完後就有一件事會跳入我的意識中，我將我做這件事的內在經驗，例如我的行為、情緒、認知、需求與自我記錄在一張表內，每七天便回顧一次，日日不輟地維持幾年祈禱與記錄。印象中最深的一件事是，有次我發現，那週我有兩天做了幫助他人的行為，有一次是真心誠意地協助他人，另一次卻是為得到別人的稱許而行助人義舉。從此之後，我了解自己動機的複雜多元，並對自己內在動力的動態覺察有一份警醒，這提升了我從事心理諮商工作時的專業效能。當時有一位台大政治系同學給我回饋：「張莉莉你怎麼了？一年不見怎麼變聰明了?!」我聽了哭笑不得！我知道這份效果來自我每日省察行動的果子。

終生的召叫

一九九一年六月底，我參加了天主教會為全國學生教友辦了五天的畢業生避靜，我剛從彰師大輔導研究所畢業。在晚上入靜後的第一個清晨，我看見以下影像：

我模糊地看見一個巨人，他的肩膀以上和膝蓋以下都是雲彩，我只看見他身體的的軀幹、相當巨大，穿著象牙色羅馬長袍、腰繫繩索，房間中充滿了陽光，陽光質地似布質而不似光，他拿著一本常見的漸層式家用電話人名紀錄簿，裡面有好幾頁，最下面一片的下方橢圓形空白空格中寫〇～十（歲），逐次往上一片片載明：十一～二十（歲）、二十一～三十（歲）、三十一～四十（歲）、四十一～五十（歲）、五十一～六十（歲）、六十～（歲），最上面還留有兩片沒有註明數字。他依次翻開記事簿最下面三頁記載的密密麻麻小字問我：你已經用了三個十年（每一頁是十年紀錄）了，以後每個十年你怎麼花？睡夢中我認為我在做夢，就不予理會，繼續睡……接著響起一首歌，是一群兒童一起唱著：「年輕人，年輕人，你追求生命是否有所得，你所花費的光陰有一天都要陳明，如果你為主活你必得賞賜，如果你為主活你必得賞賜……」，歌一直迴旋不停……，我聽著聽著，開始想，靜山是避靜的地方，不可能會有一群兒童唱歌，來避靜的神父、修女也不可能清晨放錄音帶聽聖歌吧！

我突然警覺到是主在叫我，我立刻爬起來跪著祈禱：「祢知道我的過去，祢也知道我未來怎樣較好，請你告訴我要怎麼花？」

當天有一位神父因幾天的感冒後送彰基醫院，結果住院幾天後便過世，其他神父們為了應付突發狀況，當天的小團體輔導時間取消，而我很奇怪地破壞了避靜靜默的規則，私底下約了同組的三個大學剛畢業學生一一躲起來說話，全是我主動開口搭訕而起，晚上祈禱時跟天主說：「抱歉！今天我跟三個人偷偷說話了」，卻在那一刻，我突然想到這會不會是天主給我的答案，我的一生就是做心理輔導與靈修輔導?!因為有兩位大學生跟我談生涯，另一位談靈修問題。

回家後我即忘記這件事。滑入我新的職涯——輔導老師緊湊的工作與生活中。卻在晃眼已過二十五年時又想起這件事，引起心中極大波瀾。

心理劇的春花璀璨：什麼！這是心理劇？?

一九九六年五月進修博士班前，剛好去上了一個大專院校辦理的教師心理劇研習課程，講師直接拿起完形治療學派始祖皮爾斯（Perls）的《完形逐步治療》（Gestalt Therapy Verbatim）一書，翻開其中一頁，開始按著這本記錄完形治療解夢之對話錄上的一個案例，指派不同學員擔任海豚、海浪等不同角色，我看得目瞪口呆，心想：「這怎麼是治療呢？」我雖沒學過心理劇，但直覺上就是不相信心理劇是長這樣的！這個壞經驗引起我想一窺究竟的好奇心，遂報名參加台北龔鉥老師與心理劇始祖的遺孀哲卡．莫雷諾（Zerka Moreno）第一次在台的心理劇工作坊，去看看到底是怎麼回事。結果一參加便被其效力震懾，之後便繼續學習。奇妙的是一年後，我開始在台灣師大輔導中心帶團體，好像天生就會心理劇一樣，而吳就君老師是我第一位心理劇團體督導，她很驚訝督導時提及的技術我都做到了，此後以後我成了她去法務部講課的助教。

博士論文

論文瓶頸反而造就後來的璀璨。原本我想做薩提爾模式的家庭重塑相關研究，卻一直不順利，後來決定改做性侵害倖存少女心理劇治療過程的研究，研究受試者來自台灣第一所中途學校，這個學校恰巧在我決定換成這題目的前一、兩個月成立，該學校離我的工作地點半小時車程，另外一位提供我質性研究軟體，但我卻不認識的學妹，她的夫家離我工作的學校後門更只有十分鐘的步程。

這種種的順利在在使我驚異，心想只要是天主要的事情，好像片片是掬手可得的祝福。

咬了三年的內心葉子

二〇〇七年，我因有了龔鉥老師創立的哲卡．莫雷諾學院的心理劇導演執照，非常滿足。但是，心中總有一種感覺催促我去美國考試，這種感覺就好像有一隻蟲在吃我內心的一片葉子，吃了三年，我終於回應了，申請了美國的心理劇、社會計量與團體心理治療考試委員會的認證考試，為了避開天氣寒冷，我特別申請二〇〇八年暑假進行實務考試，非常緊張，加上團體成員是一群不認識的外國人，需要在兩個半小時內做出治療，再接受口試，真是挑戰得很。我因考前緊張焦慮到地下室祈禱，當我睜開祈禱時閉上的雙眼，我突然看見：

其中一面牆浮出淺淺的、黑白照片般的圖像：一張一直往前延伸、無法看見盡頭的長桌，其上擺滿了各種鮮花、燭台、水果、麵包與各種食物等，好像是一個大盛宴，直覺那是聖母瑪利亞為我擺的慶功宴。

真是很奇怪的現象和直覺的想法，卻使我整個心安定下來，全力以赴，而後是一路成功，直到幾年後陸續完成美國心理劇訓練師的認證考試。

被踢到大陸

我在二〇〇一年一月看見學校網頁上有一則公告，看日期是該下檔，卻還掛在網頁上徘迴的一則消息，是有關學校鼓勵教師到大陸去交換訪學的新政策。我問研發處為何不下檔，研發處回說全校沒人申請，因為條件太差，只提供來回機票。我就想，那我幹嘛注意此事。

然而，如前述狀況又發生了，一隻蟲咬了我心中的葉子兩個月，其實我知道神要我申請這個政策，到大陸訪學，但我假裝不知道神的旨意，因為實在沒興趣離開自己的舒適窩。直到下半學期開學第二週的週三上午，我鐵了心決定再也不想此事，結果到了晚上，隔壁的特教系系主任打電話閒聊（我們一向不會打電話閒聊，因為兩人都很忙，她這行為並不尋常）：

「我們系上十位老師沒人要去大陸」

「去大陸做甚麼？」

「副校長上週說要落實姊妹校政策，以後每學期每一學院要派一位老師去。」

我心中嘀咕著，心想，我有些過敏，需要早點去，免得以後年紀大易生病而難處理，再者系上老師孩子都在上小學，不好外派，我去好了。

就這樣，早上抵死不從，晚上就立刻決定大轉彎，自投羅網。奇怪的是主任甚少會打電話給我，因為我們共乘時即能分享，因此真是……，反正我又被主踢到大陸去了。也因為一學期的訪學，在華東師大受邀兩場晚上的公益講座，受到相當的肯定，進而受邀帶領兩天的心理劇工作坊，續之受邀帶一期兩年全國心理劇培訓，直到現在是第三期兩年心理劇工作坊。

二十九年前夢的啟示

二〇一五年十月某天清晨，我正望著鏡中的自己在刷牙，待會兒準備去帶我的心理劇工作坊，這個夢突然在三十年後再次進入我的腦海中，好像有人把「理解」放進我的腦海中。我突然知道企鵝與人型鳥是什麼了。企鵝就是我預定在二〇一六年一月為教會內神父、修女所辦的提升心理素質的工作坊，當修女帶上中古世紀的頭套與穿上黑色長袍時，她們的確像企鵝一般。而人形鳥，是我計畫在二〇一七年進入少年監獄治療幼年有被性侵經驗，而後在別無選擇下而依法泡製加害他人的那群少年犯，他們那窘困無依的外表，正是那受傷累累又被唾棄者的寫照。這一切突然清晰起來，包括二〇一五年十月前，一位在少年監獄實習的學生，不經意地跑來請教我在監獄實習的一些經驗。這一切的線索穿梭編織，突然在陽光下湧現出一張網，當然我未來要用汗水來結網。

我現在約略理解「妳若執意進清華，將失去妳的王國」之意，原來我的王國是由心理治療作城墎，以心理劇舖成城堡內的街弄巷道。

永恆的愛

四十九歲的歲末，我突然記起二十年前靜山避靜時看見天使手中的那本電話人名紀錄本，開始數算自己錯過的二十年，認為自己沒有好好掌握每個十年，後悔自己沒有好好規劃，沒有很清晰地為主而活，靈修輔導的線沒有繼續發展。有時，我更清晰地想到記載著可能代表我生命最後歲數的那一「六十～（歲）」的電話紀事頁，心想也許這是我最後的十年，最後這段歲月我一定要在到永生前衝一點業績。

我偶爾想起近三十年前在彰化師大相遇的好友李驊神父，我遇到李神父時，他已經想要進修會了，雖然李媽媽要求他，須有兩年考驗期，但他通過這考驗，做出生命中最大選擇，且一直實踐這個選擇，他進了修會後做了好多付出與貢獻，神知道這一切！

而我最有體力的二十年呢？我一想到他，就有很多的反省與悔恨，他一生極力為主付出，我自己卻好像健忘老婆婆一樣，所有恩典都忘記了，只記得每天祈禱、付出不多，且零零落落、紅塵打滾。臨五十歲前的那一冬天才由人生浮沉大夢中驚醒，我已經用了兩個十年？開始一面徒呼負負，一面全力跑百米，慌亂地不知如何回答那位在我夢中造訪的天使。

當然，我不知道天國的業績怎麼衡，心想，天父是尋找以心神和真理朝拜祂的人（《若望福音》四：23：24），因此，我就從自己的心神做起。其實連每天望彌撒，也是多年前避靜中神請我做的，我貪睡而做不到，祂又在隨後一、兩個月中再次提醒我這事，因此，就斷斷續續逐漸建立這個習慣，清晨即將愛獻給祂——我的君王。

這半年，我進入了耶穌會的靈修操練：神操，而對耶穌產生更多的愛，當我回顧自己一生時，我看到自身生命的淨化與醫治持續發生中，看到我未經事前規劃的專業發展春花璀璨，更花了許多年才了解在愛情中我是誰。在地球上，當我深愛一個男人時，同時心中卻感覺到有一個填不滿的洞，花了許多時間，我才了解自己不能滿足於一個人類的感情，遂了然地在神的愛中找到我靈魂的憩息！

我曾經深思過，我在地球上所有身份中，那一個最優先重要呢？是大學老師？心理劇訓練師？

治療師？女兒？教友？朋友？所有的角色都將伴隨我生命的消長而衰微，唯有一個身份，卻因我生命的流逝愈為彰顯，那就是「敬拜者」這一個角色。

何謂敬拜者？原來作為受造物，以讚美歌頌之情敬拜造物主，是我在地球上最原始的生命定位。我理解到，生命的挫折就像迷宮圖中特意安排的沼澤或斷崖，是為了驅使我另覓小徑，去尋找上主為我預設的獨特道路。在這樣的生命光景下，我卻顧所來徑，蒼蒼橫翠微！最後以聖母的〈讚主曲〉作為我心我靈對神這一生的眷顧愛意之讚頌：

我的靈魂頌揚上主，我的心神歡躍於天主，我的救主。（《路加福音》一：46-47）

張莉莉

屏東大學教育心理與輔導學系副教授，美國心理劇、社會計量與團體心理治療考試委員會認證之心理劇導演（簡稱C. P.）與訓練師（簡稱T. E. P.）。活躍於台灣、中國、東南亞等地的心理劇教學與治療工作坊。擅長以心理劇治療歷程處理創傷後壓力症狀、夢工作、身體工作、失落、關係、自殺等議題，除心理劇外，在完形治療與身體工作等其它體驗性治療領域，均有豐富的經驗。

—楊蓓—

在佛法中，我看見心理治療

原本天不怕地不怕的她
在半年內脫胎換骨
許多人都認不得了

佛法，改變了她
也讓她將心理治療的底蘊看得更深刻

關於神聖經驗，我認為是一直都存在於人的生命當中，無論是以佛性、神性或自性的名稱。只是在我們的成長歷程中，現世的社會究竟提供我們什麼樣的材料、資源，讓每個人都有不一樣的機遇。步入中年之後，我突然搖身一變，從一個天不怕地不怕的人變成一個佛教徒，這讓許多人跌破眼鏡。我從幼稚園起就是讀天主教學校，一直讀到大學畢業都沒什麼改變，所以這個歷程的轉折的確十分值得探究，為何我的神性或佛性開發得這麼晚，但有些人卻很早？此後我的興趣比較放在自己身上：為什麼我會出現這樣一個轉折？同時在這個轉折之中，我發現心理工作者也開始有許多人往這個方向轉。

來自文化人類學的啟發

我大學四年讀的是社會學系，當時台灣還沒有社會工作學系，這四年當中，在我身上留下印記最多的一門課，就是文化人類學。教授我文化人類學的這位老師一直讓我印象深刻，他的授課內容引起我許多疑問。嚴格說來，我的大學時代是充滿問號的四年，四年之中，我其實是處於一個不確定的階段，不停在疑問裡打轉，直到我進入到現實社會以後，這些事情也就慢慢淡忘了。步入中年後，在我某個低潮的階段上，有了個機會開始接觸佛教，接著就遇見了我的師父聖嚴法師。我有一個神聖（numinous）的經驗，大約歷時半年，在這半年裡我簡直脫胎換骨，之後有許多人見到我都不認得了，連我的樣貌都認不出。這也讓我好奇在這樣的過程中，自己到底發生了什麼事？

其實信仰佛教對我來說是一件很個人的事，但後來因為自己的興趣與好奇，我慢慢的將信仰與工作結合在一起，但這完全是無心插柳。在無心插柳的過程當中，我終於了解為何我在大學時代那麼喜歡文化人類學，因為在那裡，我找到文化的根。其實在我們的文化裡，接觸儒家、道家的機會都比佛家多，且許多人對佛家有著相當大的誤解，包括我自己在內，但等到我走進去之後，才發現原來佛學完全不是那麼回事。因為文化差異，從西方來的基督教、天主教，其語境、話語多半來自西方，而佛教是從整個中原文化開展出來，又很古老，因此有許多人容易對它產生誤解。接下來我會將主題限縮在佛教討論中。

讀文化人類學的時候，我曾經受到一個啟蒙，於是我在美國念碩士的時候，有了一個轉彎的機會。我先選讀了社會工作研究所，然而在社會工作研究所念了一年之後，我感到非常不滿意，因為我發現他們的課，我在大學時候都念過了，於是我想轉系，因為我始終惦記著文化人類學，轉系時我修了一些人類學的課。然而轉到了人類學系後，卻發現我必須補修非常多的學分，於是我又轉到心理諮商。這就是從我的社會學轉到人類學，然後再轉到心理學的過程。

我認為人的身上綜合了各種因素，如果要從心理的角度去切入一個人時，我們就會碰到他的社會、歷史、文化。這些路徑的相通一直是我腦中很重要的一個圖像，因此長期以來，我在做心理工作時都維持這個習慣。雖然後來我花了比較多的力氣在薩提爾的家族治療上，但早期的訓練也都是走心理動力取向。無論如何，我發現，人的生命與生活交織起來的那一個交織點上，最能夠體現出來的應該是文化，因為對於心理的部分，我們有時比較難捉摸。例如我在跟一些婦女工作的時候，問了一個很簡單問題：妳在吃年夜飯時是回娘家？還是留在夫家做年夜飯？不料這樣的問題竟引起她們一大串故事，由此可知，年夜飯這件事情已經是一個很大的議題。所以我一直認為心理工作需從文化的角度、生活的角度去切入，因為那個療癒的因子本來就在裡面。

接下來分享兩個故事。第一個故事是多年以前在一個心理學界的研討會上，一位提報個案的精神科醫生所說的一個例子。九二一地震以後，有一位老太太被她的家人接到高雄，之後那位老太太來到他的門診，他為她進行了好長一段時間的心理治療。這位老太太心裡的結一直沒有打開，因為在地震後，她被救出來，而她的女兒卻在災難中過世，這件事情一直讓她非常傷痛、愧疚。那位醫生為她治療了一段時間之後，有一天，老太太興高采烈的來找他並告訴他說：「我以後不用來看你了，我已經好了。」醫生問她發生了什麼事？她說：「我做了一個夢，夢到我女兒在觀世音菩薩前面，做祂的助手。」於是這位老太太的心就安定下來。當時這位醫生提出這個問題的時候，他的疑問是「這樣算治癒嗎？」我覺得這是一個很好的問題。

第二個是我師父的故事，桃芝颱風過後，我跟他一起進入南投山區勘察災情，看看法鼓山可以做些什麼事。結果我們到了一個村落，一位不知是里長或村長的人知道我們來了，非常著急地來找我師父。他說有一戶人家會希望你去看看他，那位太太的家遇上土石流，房子被大石頭砸毀，家裡只剩她和兩個孩子，其他的人全部罹難，而她就守在一片沒有倒塌的牆旁，坐在臨時設的往生牌位旁三天，不吃不睡、不言不語也不哭，睜著眼睛，呆若木雞，兩個孩子就陪著她。這兩個孩子都還小，鄰人會照顧他們，但是太太就這樣坐著，所以村長有點著急。當時我這個從事心理工作的人就在心中盤算著：到了現場該怎麼辦？結果我們到了現場時，那位太太還是坐在同一個地方，我看見我師父從懷裡拿出一條我們平常熟悉的佛珠手鍊，走到那位太太面前，將佛珠交給她說：「妳心裡苦的時候，妳就念佛吧！」就說了這麼一句話，那位太太開始掉眼淚了，她掉了眼淚之後，跟我師父說了第一句話：「謝謝！」這個過程讓我無比震驚，後來當我們離開的時候，我追著師父問：「你是怎麼做到的？」問了很多次，師父終於跟我說了一句話：「就是要修行嘛！」這麼簡單的一句話讓我不知如何繼續問下去，但這一句話也就這樣烙印在我的腦海裡。

這兩個故事都發生在救災過程，都讓我印象深刻。在救災的過程中，我有一個很深刻的體會就是，我們漢人或華人，自古以來以儒家立國，各種典章制度、社會結構全都以儒家理論作為基礎而建構，包括政府，與這個制度都有相當大的關係。可是在這個過程中你會發現，主流社會其實有時挺傷人的，那麼被傷到的人到哪裡去了？他們去修道、學佛，於是你會看到，基督教、天主教教會裡面常有一些非常年輕、活潑的年輕人又唱又跳，而道觀、寺廟裡則都是上了年紀的人，因為他們都在歷盡創傷之後，滄海桑田，進入了道觀或寺廟。由此可知，基本上道家與佛家在華人世界裡扮演了一個非常重要的修補功能，若儒家沒有佛家與道家來肩負這個修補功能，我們的社會不會是現在這樣。

與佛結緣

一般來說，「佛家」二字感覺有點古老，但其中有許多用語常常出現在我們生活當中，例如前面故事中所提到的「修行」。在我尚未成為佛教徒之前，我是去為法鼓山的僧團上課，在教室裡遇見了聖嚴法師。在工作坊進行小組活動時，我與聖嚴法師閒聊，他問我：「妳念輔仁大學那麼久，又和丁松筠神父這麼熟，為什麼沒有變成天主教徒？」因為丁神父一對一地跟我講了三年《聖經》。我告訴師父，我很感激丁神父沒有逼我，因為我過不了自己這一關。師父笑了，他說，妳有什麼關？我告訴他，我一個很奇怪的念頭，就是連人都做不好了，何必求神、求佛？我必須先將人做好了再來。

結果聖嚴師父聽了之後，很開心的拍手說：「哇！妳這種人注定是佛教徒。」我問：「為什麼？」他說：「妳知道佛教是無神論嗎？」我說：「啊？那這些所謂供人參拜的佛像是什麼？」他說：「那只是一個象徵性的雕像。」說完他就敲一敲旁邊的佛像問我這是什麼？我說：「佛像啊！」他說：「不是」，又敲。我說木頭。對，木頭。他說無神論的意思是這個雕像雕出來後，讓你在心裡想像自己就是一個佛，所以其實你拜的是你自己這尊佛。

哇！當時簡直讓我大開眼界，這個觀念是我從來沒有接觸過的。後來師父又告訴我說，什麼是學佛？就是學習那些已經成佛的人，讓他成為你的楷模，然後讓你自己變成佛。這個觀念讓我非常驚訝，就在這驚訝當中，我告訴師父，我自己真的對此不了解，但想多了解一些……，於是我開始禪修。由此可知，「修行」是為了讓我們修正自己的行為，使人格漸漸像佛一樣。

上千年來，「漸修」與「頓悟」這兩件事一直是佛家很重視的一個過程，若以現代的用語來看，漸修就是一個轉化歷程，而頓悟則是一個超越的過程。這兩種改變的機制感覺似乎很自然，因為它彷佛有一個邏輯可尋。而心理治療的過程，其實也是同樣的轉化歷程，這是人們比較容易接受的部分；但超越這件事，即使是以靈性來描述，其中都有一些不可言說的東西，因此它就變得很玄祕。但這樣的經驗是存在的，因為在我們所有的文獻裡，包括許多心理學家的生命歷程中，都可以找到他們「超越」經驗的蛛絲馬跡。

因為修行是一個很自然的人格轉折，所以就必須時時勤拂拭，「時時勤」是要不停修正自己，而轉化也就在一個不停改變的歷程當中發生。我們常說的平常心，意思就是無論遇到了什麼，它就是那樣，而我們都必須接納，接著從這個地方出發，看看還能為自己做些什麼？於是，所有的比較、分析，無論是邏輯性或非邏輯性的事物，到頭來都會成為所有生活與生命中的採樣或立場。無論我們是經歷過大風大浪的人，或是生活平淡的市井小民，都是平常心，沒有高下，因為每個人都是一條命，就做自己的那尊佛，修自己的那尊佛，因此要時時勤拂拭。

超越或頓悟的經驗是說不出來的，愈說愈糊塗，但它還是會在生命中「蹦」出來。所謂「言語道斷，心行處滅」，就是當我們說不出來而又確實發生這樣的經驗時，我們的心是到了何種狀態？

那不是一件可以思議的事，它是無法議論的。因此靈性、精神性或神聖性（spirituality）等，都是不可言說的，故而我們所說的宗教經驗、神祕經驗或神聖經驗，都是一種超越性的經驗，本來無一物，無須庸人自擾。

我們心理工作者在做的事，就是讓一個人逐漸走上療癒的過程，或是讓人生變得不那麼苦，而這也是許多宗教家與各個宗教在做的事。基本上，人的佛性、靈性是原本就存在的，而宗教是人為的，是人們藉著偉大的聖哲建構起來的系統，所以靈性、佛性與宗教可以不做牽扯。有一個眼前的例子，就是正念療法。它的去宗教化一直遭人詬病，這種去宗教化讓一個修行方法的工具性被彰顯出來，但底層理論卻消失了，於是它變成了技術。這樣的東西究竟能改變到什麼程度？這是現在許多人在討論的問題，因為這裡甚至還牽涉到一些倫理議題。

止、觀——心理治療在做的事

修行中有兩個很古老的詞——「止」、「觀」，其實就是心理治療過程中在做的事。止是穩定，觀是覺知，「止」的穩定並非只針對心理治療服務的對象而言，包括治療者本身也要處在一個穩定的狀態。其實有許多方法可以讓我們練習到一個止的狀態。止的狀態有深有淺，依每個人的練習而定，練得愈好，狀態就愈好，就像心理治療工作一樣，練習愈多、經驗愈多，就愈知道如何來去。由此可知，止的原則是放在穩定上，一般而言，一個人穩定之後才有觀的能力。

至於「觀」，我用「覺知」而不用「覺察」來解釋這個觀念，因為「察」這個字裡有時會加入許多分析判斷，而覺知則是指「知道了」，不需要有太多的情緒起伏和自我解讀，甚至如果在治療的過程中，我們發現了自己有許多情緒時，最好要回到止，因為此時已經觀不了。利用止的工夫讓我們安定下來之後，便可以漸漸的回觀自己到底發生了什麼事？細細探尋它、理解它、領悟它。在這個領悟的過程當中，有一個很重要的原則就是「覺」與「知」，覺是讓我們知道整件事，知了之後重要的就是能明白，簡單說，明白就是佛家所謂的「智慧」。

佛教歷史悠久，而這兩個方法的原則其實就在佛教裡面，即使所謂的八萬四千法門，非止即觀。我對宗教一直抱持著開放的態度，無論是基督教也好，特別是天主教，我在讀天主教學校的時候也跟著修女同學、神父老師去避靜。後來我發現那與佛教的止、觀其實都是類似的東西，只是我們用了不同的語言來陳述。事實上就是我們開始跟自己接觸，在這過程之中漸漸的安定下來，然後遇見了自己的神性或佛性。此時，我們的靈性（spirituality）就會被開發出來。

全世界有三大宗教，所有的宗教都是殊途同歸。一般來說，我在心理工作的過程中會由止入觀，先將來談者穩定下來，尤其以往在進行社會工作時，服務的對象基本上都相當弱勢，或是狀況很脆弱。年輕時，當我遇到這些情況，我會想盡辦法先安定對方，可是當我工作經驗累積一段時間，也開始禪修以後，在進入禪修後的經驗裡，我發現最重要的是工作者自己本身的安定，本身安定的氣氛與氣息，而不一定是我們用了什麼語言或肢體語言。如果工作者是安定的，是清靜的，那麼對方就會自然而然的開展他自己，這是一點都不玄妙的事，它就是會發生。

在由止入觀的歷程裡，無論我們採用任何學派，到後來止、觀一定是同時並行，故而在修行的歷程中，我們一定會聽到「止觀雙運」一詞。包括一些佛教徒會念佛、拜佛都認為修行只是修「止」，其實不然，它也是一種止觀雙運的方法，只是有許多人誤會了。「止」會讓我們的服務對象不逃避，面對自己的狀況，而且因為他安定，所以他可以深入自己；因為安定，他不會在表淺的層面上遊走，自己可以有深入的能力。在這個慢慢聚焦於自己、然後安定下來的過程中，常常會讓我們的服務對象看見自己的問題，此時我們再帶著他進一步觀照自己的狀態。但有幾個重要的原則就是：不要評斷，然後接納。

其實在我們心理治療中一些很重要的基本部分，在佛家的修行裡面更加強調。上述所說「評斷」本身會造成分別心，因此在佛經中有一句話叫作「法住法味」，意思是它是什麼樣，就是什麼樣，這個現象是什麼樣，我們就接納它，如同羅洛・梅（Rollo May）所說的「Suchness」。就像現象學者一樣，不要去評斷，因為評斷本身就會帶來煩惱。

我相信，我們的服務對象時常在心裡用各式各樣的方法評斷和自我解讀，當他可以漸漸不再評斷的時候，我們會發現他「止」與「觀」的狀態都會愈來愈好，那時接納就比較容易發生。當然，此時此刻那便是必然的、必須要存在的了，不然如何連結當下狀況與我們的過往經驗？由此可知，止、觀的方法其實是非常原則性的，在這個過程當中，我們可以從對方的痛苦之處往裡面細細去看、去碰，去讓它呈現出來，這是一個非常精微、精緻的過程。

在這過程中，有一個很重要的部分是治療者本身，當治療者在觀的時候，也包括觀自己，即對自己也是接納、不評斷的狀態時，治療者與被治者的關係便達到人境合一，亦即我們與對方有一種很深刻的連結感。在這個人境合一的過程中，因為我們先前清楚地看到許多變化，知道人的變化才是常態，於是就建立了無常觀。以一個比較外在、外化，或者第三隻眼睛來說，就是當我們看見自己生命歷程的變化時，我們的整體感會出現，當整體感出現的時候，在人有距離地去理解、接納自己的過程中，會出現一個很自然的反應，就是「那我想要怎樣？」此時改變就會發生。也就是說，當我們苦的時候，人是陷在裡面的，可是在這個止觀的過程當中，會漸漸跟自己的苦抽離，逐漸處於一個淨化、清靜的狀態，對自己漸漸產生了一個比較整體的概念，此時我們會有一個自然而然的反應——「那我想要做什麼？」明顯的改變就開始發生了。

由此看來，上述過程其實有一個階段性。

轉化過程的階段性

第一階段：「平常心是道」。我們時常會聽到「隨順因緣」，這四個字在我開始學習禪修及學佛的二十年間，影響最大。因為過去我有一個信念，就是人只要努力，只要願意，凡事都可以做好。然而到了中年以後我，發現不是這麼回事，有時力有未逮，簡單的說，體力不夠就足以讓我覺得力有未逮了。所以隨順因緣，這個因緣你能看到多深，接納到多深，就是工夫了。如何在生命的歷程中看見因緣的演變，看見生命的長河如何流淌，同時也看見我們服務對象的生命之河是如何在流動？其實這兩條河是並行的，在它們流淌的過程中一定會有起伏，因此接納無常也變成是個工夫。

這一陣子我的身體不太舒服，因為我的心臟不舒服，而我心臟不舒服其實也已經很久了。去年的此時我非常痛苦，因為當時我先生病重過世，而在今年，就在他去年進醫院的那一天，我的心臟開始不舒服。以榮格的觀點來看，我的心臟記憶了我去年的傷痛，與去年的此時此刻產生了共時性。這一個記憶也提醒了我，人的因緣無論走到何處，如何去接納這些因緣真是一門很大的功課。如此大的功課對我都那麼困難了，何況對我們要服務的對象、和我談話的人以及我們接觸的人。我回想這一段時間，也發現一年來，我很少用「無常」兩個字，很少用「隨順」兩個字，因為隨順與無常的確很難做到，若說偶爾有些時候可以做到，那便是禪修的時候。事實上，禪修的歷程就是讓我們進入到止觀的狀態，或者說是與我們的神性接觸的過程，這可以說是第二個階段：追求「人境合一」。

我是在美國開始練習禪修，因為當時我的師父正在美國帶禪修，我從那裡開始跟他學習。而在禪堂裡，我的隔壁常常坐著修女或一些慕道者。禪修讓我們知道，我們要淨化自我的執著，進而人境合一，這是存在的，是可以練得出來的，於是它用一些方法讓我們不斷的練習，繼而調整我們的念頭，讓整個人的身心漸漸進入到人境合一的狀態，這是絕對練得到的，或許我們練不到開悟，但一定可以練到人境合一。

許多人都有人境合一的經驗，對禪修的人來說，想練到人境合一並不困難，這個過程就像在我們的文化中時常聽見許多人說的：受苦就是消業障。這一類的說法其實自古以來就存在，這裡面有交換的觀念，因果的觀念，即我今天的苦是有原因的，於是我嘗到苦果，如果我要讓自己不要這麼苦的話，就必須消除我原來所種的因的業障。就是一個這麼簡單邏輯，在我們的文化裡存在著，成為許多人在自我解脫過程中的信念。於是你會看到很多人為了消業障做了各式各樣努力，甚至做出有時令人感到很奇怪的事，包括放生等。然而，此時的重點其實是希望我們的執念可以在苦與不苦之間被消除，不要在人世間的對錯、罪咎、幸福中掙扎，回到一個平靜的狀態，所以平靜的人是有福氣的，而這是可以從禪修的過程練出來的。

第三階段，「超越有無」，就比較困難。所謂超越狀態，我們最根本的希望是能夠超越生死，也就是讓我們在面對死亡時仍然可以覺得隨順因緣，接納無常。這對許多人來說非常困難。

我覺得我在走這條路，尤其最近因為人不舒服的關係，我突然細數了這幾年我面對著周圍親近的人的過世，大概在這五、六年間，與我密切相關的男性都過世了，甚至我大學時代影響我最深的兩位老師，其中一位在上個月初也過世了。就在這麼短的時間內，六、七位親近的人過世，真的讓我覺得自己要開始練習對生死課題也能隨順因緣。佛家所說的「五蘊」是指感官的部分，之所以會有苦的感覺，是因為我們有感官，所以會痛苦，就像我的心臟記憶了這些傷痛。我們說「心情」，從前我一直以為心臟的跳動是一件很簡單的事，但後來我發現心臟不只有物質面，還有很大的精神面，它跟我們的頭腦一樣留下了記憶，提醒我傷痛還在。

在我們的療癒歷程中看到「苦」是自源於感官作用，這件事情其實是可以運用在治療過程當中的。我自己有時候會運用「業障」這個概念，因為有太多來會談的人習慣用它。不過此時我通常會將它轉化，往願力的方向走。因為我相信一個人活著，當他覺得生命是有意義與使命感的時候，就不會這麼在意生命目標旁邊許多枝節的痛苦。因此我會試著用願力來轉化業障，否則有些人總會覺得「我哪裡做錯了，為什麼我這麼慘？」而不可自拔。

將自我執著消融

接下來，討論一個與我們在心理學領域裡乍看之下可能有一點差異的概念——「消融自我」。人的自我執著其實非常大，因此我覺得如何將自我執著漸漸消融掉，對人格提升非常重要，而我們在做的工作也是往這個方向走。幫助我們的服務對象建構自我，是許多心理工作者在做的事。然而這個自我建構到某一個程度時，我們會發現，它其實有許多地方需要消融掉，尤其是在我們的文化裡面。

心理學立基於西方的個人主義，當所建構起來的自我要去追求所謂的幸福快樂時，這樣的一個思維體系和我們華人以家族關係或是人際關係為主，所建構起來的一個人格結構，以及隨之而來對於如何從小我變成大我的重視，兩者之間相對照，其實有許多的議題可談。基本上我覺得，人到了後來，是要消融掉自我的執著的，這也是佛家成佛的意思，亦即，將我們自己的自我執著消融掉，這時候，才有可能面對生死的解脫。

對我而言，生活是一個承載所有生命歷程中，每天的點點滴滴紀錄的過程，因此我習慣在日常生活中一直觀察自己，也觀察我周圍的人，觀察我的社會，觀察我的國家，觀察我這個華人，觀察全世界，這是我覺得自己生命當中最大的一個樂趣。在這樣的觀察過程當中，我慢慢地會去分辨哪些東西與我有關？我的身分角色裡承載了哪些東西？身為一個學佛的人，佛家的東西對我來說是生命中重要的部分，所以我更要將佛家的理論和自身生活相互連結、對照，再從這些對照中漸漸產生現代感。佛家的觀念看似古老，它卻在在充塞在每個不同時空的生活中，如何活用這些理論與方法，是一件耐人尋味的事。

前些日子我參加了一個研討會，討論漢傳佛教的現代性。事實上，在這樣的接觸裡，我開始從這裡面再來隨順因緣、觀無常，也使得我的生活與我的理念之間是一個不斷互動的過程。我會把這個東西帶進我的工作裡，於是在此時，與我一起工作的這些個體也會走在一個自覺覺他的歷程中。他覺知自己，其實也覺知別人，覺知他的環境，當一個人能夠覺知到自己、他人與環境的時候，自然而然會產生一些概念：我要怎麼辦。因此對我而言，老實修行就是唯一能做的事，只要能這樣做，就夠了！

楊蓓

實踐大學社會工作學系副教授、聖嚴教育基金會執行長。美國田納西大學教育心理與輔導博士。專長團體動力與行動研究、家族治療、心理衛生、禪修與心理健康等，曾在勵馨社會福利事業基金會、敦安社會福利基金會、台北市政府社會福利服務中心、兒福聯盟等多個機構擔任督導與諮詢工作，並長年擔任法鼓山義工。著有《熟年真好》、《親密、孤獨與自由》、《勇氣與自由》等書。

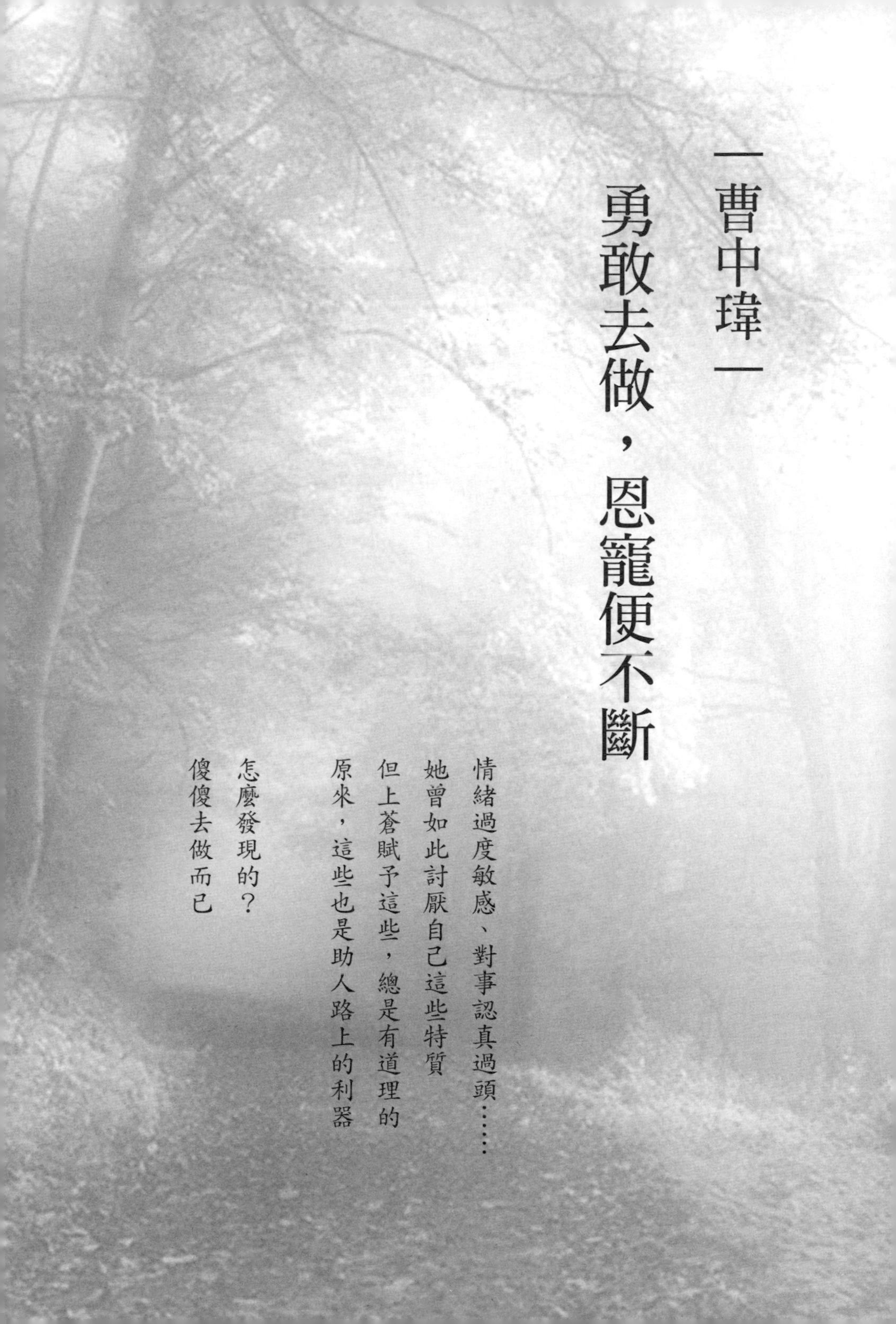

—曹中瑋—

勇敢去做，恩寵便不斷

情緒過度敏感、對事認真過頭……
她曾如此討厭自己這些特質
但上蒼賦予這些，總是有道理的
原來，這些也是助人路上的利器

怎麼發現的？
傻傻去做而已

從小到大，我都沒有比較正統的宗教經驗，而在我的心理諮商學習歷程中，雖然走得認真，但也不曾刻意追尋靈性之道。

多元的宗教成長環境

然回顧我自己一路走來，其實非常幸運，早年的生活中有許多機會讓我接觸相關的議題。小學一年級時，我的好鄰居兼同學全家信天主教，我常和她去參加兒童的教會活動，聽很多聖經故事。而我父親在我出生之前就是一位虔誠的基督徒，不過自我有記憶以來，他並不上教會，他總說上帝在他心中。直到我想要信天主教的時候，他才告訴我，如果要信教就要信基督。雖然我在宗教上沒有受到任何明顯的影響，但我相信他在這方面給了我許多精神引領。

另外，我有一位義父，他一個人從大陸來台灣，是一個虔誠的佛教徒，常和我說佛教的精神和教義。我雖似懂非懂，他卻總說我很有佛緣，讓我內心深處有些小小的嚮往。他的國學底子非常深厚，所以在我讀小學時，義父要求我背《莊子》、《左傳》這些四書五經，還要練毛筆字。當時因妹妹們都不用背這些，使我真的有點痛恨這苦差事，覺得自己真倒楣。不過後來回想起來，在我就讀師專時，我選擇了語文組，之後又和我就讀中文系的妹妹一起在台大旁一問地下室裡，坐著小板凳，聽了一年的《論語》，那位老師講得真好。我相信，這些東西某種程度上都在我心裡留下了影子。而在心理諮商的學習歷程裡，我似乎也能很自然地將這些東西融進我的專業工作，最感恩的，是能融進我的心裡，融進我自己個人成長的路程。

我生命中彷彿有一份很深的機緣跟著我一直走，而且走了這麼久。雖然我沒有特別追尋靈性，在這條路上也是起起伏伏，走得很緩慢，但卻愈來愈感覺到自己慢慢的在整合、在長大，我與這個世界的關係也似乎愈來愈好。我可以看到許多很美好的事物，我以前並不是看不見它們，只是沒有那麼深刻的感受。以前的我也一直很愛我的學生，愛我的當事人，用很大的力氣陪伴他們，但現在我覺得我的愛與被愛的感覺是鮮明的、是豐盛的、是流動的。所以我想，雖然這條路還是有起伏、困頓的時候，但應該也算是在走一條靈性之道吧！至少是相關的一條路。

我似乎是一個不願意相信自己沒看過的事情的人，但為何年輕時能慢慢走向比較屬於一點點靈性的方向？其實我相信靈魂，相信轉世，也相信宇宙中有一種非常大的力量，我覺得自己有一個非常深的信仰，信奉宇宙中那個極大的能量。當我感覺困頓，覺得自己沉浮不定的時候，我會向祂祈導，但我不喜歡為祂命名，在這樣的路程當中，祂也帶領我走著，走得還算穩健。

我的四個特質

回顧從前，為何我能在這條路上走得比較順利，與我自己的四個特質相關。

第一個特質是我非常敏感，我是一個敏感體質的人。前幾年生病時看過一位能量醫師，她幫我做過測試，她說：「哇，妳的心好開喔，應該從小就這樣，什麼東西都能進來。」從小時候到現在我都很敏感，情緒很多，偶爾連看到美麗的花或小孩開心的笑容，我都會想流淚，看電視、電影哭對我來說更是家常便飯了。尤其我通常哭完後，別人並不太容易發現，讓我更沒刻意去壓抑哭泣。這種敏感、情緒多的特質在我年輕時，的確帶給我非常大的痛苦，也讓我對自己很不滿意，很討厭自己有這樣的特質，覺得自己很糟糕。

記得我師專畢業插班進大學輔導系時，還是很情緒化。有一次和男朋友（就是我現在的先生）吵架，我哭得很厲害，整夜無法入眠，隔天早上起不來。那天很巧是學校為退出聯合國舉辦全校青年愛國運動的日子，一早就要升旗、誓師。我因為哭了一夜不願意起來，一位熱血同學指著睡在上鋪的我罵：「妳快下來，國家都快亡了，妳還在床上為男人哭！」我真的差點被嚇得從上鋪床上掉下來。

那次的經驗讓我意識到自己不能再這樣，我認為一個有成就的人，特別是從事輔導諮商等助人工作，必須能要管控好自己的情緒，要有足夠的理性，頭腦清楚，善於分析，於是我花了很大的力氣探究我的情緒。若說我現在對情緒有較深刻的理解，也寫了一本和情緒有關的書，實在該要歸功我這個敏感又情緒化的特質吧！

第二項特質是多夢，不但多夢而且記得夢，從小便是如此。小時候我很討厭這項特質，因為體質敏感，我小時候都做惡夢，時常夢到無頭女鬼或只有頭飛來飛去之類的畫面。我曾經有一段時間懷疑我家底下是否埋了冤屍之類，因為我敏感，於是祂來找我幫忙，可是我家住三樓，應該也不可能。那時候我跟大妹睡上下舖，我覺得一個人睡上舖被嚇醒的感覺很可怕，如果旁邊有一個人，我會比較安心一點。所以我時常拿零用錢與和外婆睡的小妹交換，讓我和外婆睡。

這兩種特質都是天生的，經過這麼多年的磨練、淬練，我會思索老天爺給我的這像功課其實是很重要的。因為對現在的我來說，這個敏感、情緒多的特質已經成為我專業上的利器。我發現從靈性的角度來看，我情緒很敏感，非常容易被感動或是接收到許多訊息的這種特性，讓我以及自身直覺可以有很好的發展。夢就更是如此，夢是潛意識，而潛意識可以帶給我非常多訊息，對我有很大的幫助，在人生中幾個重大轉折處，我的夢都扮演了關鍵角色。因此這幾年只要我覺得很困頓時，便會祈求晚上作個好夢，這個好夢的意思是指在某種程度上給我答案的夢，雖然想理解夢的涵義還是要有一點智慧。

我必須先去接納這兩個特質，因為當我接納它，我才願意去面對它，當我面對它，我才能進入到包含了許多黑暗事物的內心深處。我是否能不害怕我潛意識裡有許多醜陋的、邪惡的想法與感覺？其中甚至有許多想致人於死的感覺，我該如何面對這？我希望自己是個好人，是個好女孩、好妻子、好老師，心裡怎麼可以有這麼多醜陋的東西？因此我覺得，接納是一件是非常重要的功課，當我愈接納它，就愈能跟它相處，也就愈能善用它。無論自己有什麼樣的特質，好好接納、管理與運用它，它便可成為我們的資源，而且是很正向、很有用的資源。

除此之外，我還有另兩個特性。其中一個是，不知為何，我自國中開始便對生命有許多懷疑，我不知道為何要活著？生命的價值究竟是什麼？我的生命經驗應該還滿順遂的，家庭也很正常，但為什麼我會有這麼多的疑惑？這讓我很困頓。那時候不懂，以為是一種青春期的反叛。到了大一點之後，學了一點心理學，我真的懷疑過我小時候是受虐待的小幼兒，被我母親救到家裡來，是幼年的創傷造成我現在這種對生命的困頓。但事實上並不是，我有出生證明，我和我母親長得非常像，絕對是她親生的。後來我也發現這是一件很奇妙的事，正因為我對生命有許多質疑，才會在心理學裡走向與眾不同的道路。

最後一個特質，一直很鮮明，但我曾經有一段時間非常討厭它，就是認真與執著。我的執著是有點固執、死腦筋、沒有彈性的那一種。我時常告訴學生，一位好的諮商師最重要的特質之一個就是彈性，每當我講到這個時，自己都很心虛，因為我知道我自己很執著、很認真，於是我有一段時間真的不喜歡自己的特質，但這個特質卻在人生路上給我非常多幫助。

天使助走上我諮商之路

為何我會走進諮商領域？

我覺得自己很幸運，我在就讀師專時一心一意想當一位好的小學老師，於是我選擇語文組，日後可以繼續進修語文。作為一位好的國語老師，需要在語文教學或朗讀上面有很深的研究，因此我從未想過再進修其他學問。然而，在我結束師專的畢業考回家時，遇見小學音樂老師，她給了我一份彰化教育學院輔導系簡章。我看了那份簡章，心想我在師專學過兒童輔導原埋，還滿有趣的，對於簡章上的考試科目也有一點熟悉，於是便打電話到系辦詢問考試內容。對方回答得十分詳細，我最後問她，「這些書好買嗎？」她告訴我說，如果買不到，她可用她的名字幫我到圖書館借寄給我看。我當時愣住了，怎麼會有一個不認識我的人，只因我打電話詢問，就願意幫我借書寄給我先讀？我心想，這個輔導系連助教都這麼優秀，這麼溫暖，這麼相信人，這真是一個我該去的地方！於是那年我和準備大學聯考的妹妹一起去圖書館念書。考上之後進了學校，當然立刻去尋找這位幫我忙的助教。那天接電話的人是一位女性，但輔導系的助教卻是男的，我到現在都不知道那個人是誰。我試著理性的解釋：那可能是一位學姊吧！應該是她當時剛好在系辦，便很熱心的回答我的問題，幫我借書。但我另一個感覺就是，是「天使」，是天使引領我進這個行業。這件事令我非常感動，覺得自己真是一個很有福報的人。

在我進入輔導系之後，我開始從中慢慢看見自己的一些特性與特質，我想要將情緒處理好，我想去看我自己的夢，我花了許多力氣去探索自己這個部分，以及生命到底是為了什麼？

一路走來，我慢慢地體會到，諮商工作其實是一條修行的路。早期我剛擔任學生輔導中心主任，那時候都是一人主任，大部分的個案都要自己承接，當我遇到自殺個案時就會非常痛苦。有一次，一個自殺意願滿強烈的個案告訴我，如果我通報的話，他就死給我看。當時我很年輕，不知該怎麼辦，我和他做了許多約定，請他第二天一定要找我，於是我就放他回去。回家後我哭了一整晚，因為我不知道放他回去究竟對不對，萬一他真的走了怎麼辦？我感到非常可怕，當時就想，我連自己都還不清楚生命到底是為了什麼，我在遇到人生困境時也常不想活下來，我其實在本質上是一個很負向且傾向逃避的人。我記得在寫博士論文時，我另一位同事也在寫博士論文，有一天我跟他說：「好煩喔，我覺得我寫不下去，我真希望出去遇到車禍就不用再寫了。」他說：「妳怎麼會這樣想？我是好怕我會遇到車禍，不能完成我的論文。」所以當我面對那些自殺個案時，我實在感到很困頓、茫然，如果我連自己都不清楚，如何幫助別人？個案說他有死的權利，而我覺得自己被個案說服，那感覺真是很可怕。我在學校擔任輔導老師，怎麼可以在心中同意個案選擇死亡？

除此之外，許多個案也令我覺得：為什麼他們要一次又一次遭遇這樣的挑戰與打擊？我有一位指導的研究生，因為弟弟車禍意外過世而進入了諮商領域，在他碩一的時候，他的母親過世，他與母親有很糾結的情感。接著在他兼職實習時，他的第一個個案（不是他主責，是有醫生主責）、他照顧的一個高中生個案自殺身亡了。當他告訴我這件事的時候，我抱著他哭，我問老天爺，為什麼要這樣？為什麼要給他這麼多挑戰？夠了沒有？我不是為自己呼喊，因為我沒有經驗這麼多的苦痛。但是我覺得在這樣的過程裡，讓我花許多的力氣去探索到底為什麼？

當我開始探索時，許多奇妙的事發生了，讓我有時覺得自己有一點靈媒的特質，彷彿我想要什麼的時候，那個東西就會出現。有一次我去逛書店，當時《天使走過人間》一書剛出版，我並不認識這位作者，也不知道他研究的是什麼，但是我那天走進書店逛了很久，突然間轉身看到這本書，它不是擺在平台上，而是放在書架裡。我卻忽然覺得這本書是我要的，連翻看都沒就買下了，平時我絕對不會如此。回家一看，發現它真的解答我許多生命和死亡的議題。之後我就時常遇到類似的事，例如，剛步入中年，有人送我一本《英雄之旅》，那是神話大師坎伯的傳記，我從中理解中年人生該面對的核心功課。我覺得這實在是我非常幸運的部分，在這樣的過程中，總有人會給我一些提點和啟示，這對我的幫助非常大。

傻傻的勇氣

前文中所提到的特質——認真、執著，讓我對自己的追尋有一些勇氣，我稱它為「傻傻的勇氣」。例如，當我參加工作坊時，我時常會忘記自己已經是一位資深的諮商師，忘記自己已經拿到博士學位，還在工作坊裡大哭，剖析自己。雖然事後會有一點小後悔，覺得這樣好丟臉、以後誰敢來找我！但是這一層層如剝洋蔥般的向內探索的經驗，對我的幫助真的非常大。

有一次我在工作坊裡哭得太厲害，我的腦中浮現一個聲音告訴我：「妳不能哭成這樣，妳要理智一點，妳是一個諮商師。」但心中卻有另一個聲音：「我不想活，我不值得活在這個世界上。」那是我第一次真的深刻體會到何謂心智與心靈是分開的，那是一個非常深刻的經驗。那天我回到家看見鏡中的自己時，簡直嚇壞了，我的眼睛周圍一圈都佈滿紅點，以為自己自此毀容。原來，是哭得太厲害，造成微血管破裂，好幾天紅點才逐漸消退。我覺得正因這種「傻傻的勇氣」，我才敢深入的去面對內在許多的東西，也才能親身體會很多心靈大師們的智慧。例如年輕的時候，榮格的書我是看不太懂的，即使我覺得這很重要，努力地看但還是似懂非懂，難以全然理解。可是當我愈來愈探究自己時，我就看懂了，而且是很喜歡、很能投入地閱讀。

關於認真這件事，我以前真的很認真，從大學開始，所有老師指定的書和資料，我一定會設法盡量看完，但是資料實在太多，直到我上了博士班之後才知道原來不需要全部看完，可以挑著看。但是這項認真的特質為我帶來了一個好處，就是我讀了很多書。而且我一直到現在，讀書時都還有一個不太有效率或說很笨的習慣，但自己覺得助益不小，就是我會將書中重要的部分抄寫下來，現在是會打字打下來。別人都說我何必花這種時間，但我覺得我這樣記錄下來時，心中產生了不只是閱讀後的印象，更重要的是它會觸動我，與我真正相連，真正進入我的內在。

我就是這樣傻傻的，會學習完形治療亦是因為如此，那也可說是件奇妙的事。那時我完成了博士班的學業，我竟然感到很深的憂鬱。當時我不確知為什麼，只覺得彷彿該追尋的都追尋到了。自己突然之間就因拿到博士而升了副教授，此時別人會告訴我，很多事情我不能再坐在後面了，要坐到前面或站到台前。對此我覺得很害怕，我覺得自己裡面空空的，我覺得自己與一年前並沒什麼太大變化，大家卻突然之間都說我不一樣了。我害怕別人看到我的裡面其實沒有什麼東西，因此開始處在很憂鬱的狀態。此時有一個完形工作坊出現了，我去參加了五天的課程，被解了一個夢，之後我就愛上它，開始進入完形，這真是我人生中很關鍵的一個學習點。我的同學以及一起研習完形治療的人都笑問我：我究竟是學習完形，還是信奉完形？這就是我的執著，學到了就要學通，就要不斷相信它，愈相信它，它就愈容易變成自己的一部分，我會因此開始有自己的完形展現。

認真、執著這些特質真的很好，雖然我以前不喜歡它們，甚至曾經有一段時間，我對我的「認真」感到非常生氣，因為我很喜歡的一個男朋友告訴我，就是我太認真了，讓他感到壓力很大，無法再與我交往下去。這對我的確打擊很大，這樣的理由讓我當時所相信的世界崩解。師長們不都是教導我們要認真努力，大家也都讚賞這樣的特質，怎麼會人因有這種特質而被拋棄？但後來我也慢慢地發現，在與人相處上太認真，不但會讓對方感到壓力，連我自己也很容易被唬弄。我花了許多時間去消化這個部分。其實任何特質都是一體兩面的，如果過度和不合時宜地使用它，自然會帶來負面影響，但只要善用每個特質，它們都能大大成就我們。

做點什麼，恩寵才會發生

我認為無論我們稱宇宙間至高無上的力量為上蒼、神或是上帝，祂對我們的恩寵、救贖與愛是源源不斷的，但祂仍必須透過我們的手來實現。意思是說，我們必須做些什麼，這個愛、救贖與恩寵才會發生在我們身上。我早年的時候或許不懂這個道理，但因為我認真，傻傻笨笨地去做，才會有之後的這些收穫。而我的認真其實還有一個很不好的源頭，是我一直都對自己沒有信心，直到十幾年前，我才開始比較相信自己是一個很不錯的人，於是這幾年真的就不太一樣了。我一直相信，祈求或連結上蒼有時可能會讓我們得到一些指引，但我們還是要去做，如果不去做，什麼也沒有用。

我前一陣子得了帶狀疱疹，痛到無法忍受，旁人告訴我是免疫系統不好，要多照顧自己，於是我就開始檢視自己是否仍對自己不夠好；我也有些懊惱，自己總是改不了一些不健康的習性，對自己有些生氣與不滿。有一天我靜下來，看著書架上一排排的書，有些看了一半還沒看完，直覺地抽出一本，翻到我上回看到的那一頁，繼續往下看，第二頁就看到了：「英雄之旅的路上最難培養的就是耐性這個特質，因為你會不斷地遇到你原來習慣的挑戰，如果你沒有耐性，你就煩躁並挫敗不已，於是可能因此而放棄改變。」我愣住了，一直看著它，是的，我的困頓來自何處？我又對自己沒有耐性了，我又覺得我既然這麼努力了，為什麼不能有一個健康的身體？

這就是前面所說的，要付出行動，要去抽出那本書，翻開它，它才會帶給我指引。若我希望夢境給我一些指引，我還是要在睡前付出行動，我要向上天呼喚。我們真心渴望的，全宇宙都會一起來幫助我們，但我們一定要清楚自己真心渴望什麼？朝這個渴望去追尋，才會獲得幫助，這在我的靈性歷程中給我很深的體會。

此外，我覺得諮商這個行業給我最寶貴的一部分，就是我對人的相信，我非常相信每個人都是珍貴和值得寶貝的，之後我開始漸漸相信，社會是非常美好而豐碩的，每一個人都有非常好的潛能，都有自己的天賦，都有本質的良善。這個相信讓我覺得世界真的非常美好，如此一來，自己的心也會比較安定，而這些都是早期的我很不相信的。

來自身體的功課

四年前我生了一場大病，和死亡近距離接觸。當時的我已準備得比較好，裝備比較夠，上蒼到那時才讓我面對這種挑戰面對這麼困難的功課，實在是對我不薄。其實在之前，我的生命中也發生過幾件大的失落和悲傷，比自己的經歷衝擊更大。我的外婆、小妹及父親相繼在兩、三年間離開我。尤其我小妹也是癌症過世，我感到非常自責，總覺得自己可以做些什麼，但又做得不夠，真的體會到親人離開時，自己的心也被帶走一塊的感覺。而當時我沒真正地面對這些失落和內心複雜的情緒，還只是努力地用教學、諮商等相關的工作來強壯自己。我的理性告訴自己，這就是我該要經驗與學習的，這不就是我這麼多年，陪伴這麼多的當事人一路上在學的功課，所以應該是自己可以克服的。

三個人之中，我父親最後才走，他是在二〇〇九年十月二十四日離開的，他的告別式就在我的生日當天。當所有人決定那一天進行告別式時，我有種很特別的感動，可我沒有多說什麼。在那種狀況下，全家人也都忘了，一直到當天上山的路上，我媽才想起：「今天也是妳的生日呢！」我感覺這是冥冥之中的一種安排，讓我能和我的父親有非常特別的連結。早期我去做家庭重塑，就是為了處理和他的關係，他病了很長的時間，每每看著他的身體受苦但又不捨他真的離去，內心很是煎熬。

我並未好好的去面對和處理自己這麼大的悲傷，或許因為如此，我在二〇一〇年年底發現肺部有腫瘤，之後開刀和進行化療。剛開始我有許多情緒壓抑在內心，覺得似乎只有那樣才能冷靜、堅強地去因應，但那是很不健康的。所幸我的所學幫助了我，讓我能試著與自己的情緒深深相會。我覺得這個時候的我才有這樣的能力，若是在十年、二十年前，我或許沒有這樣的能力去好好的看待自己的情緒。那時我做了好多夢，一些我不敢看的情緒都在夢裡出現，讓我能好好去讀它。因為如此，我在這場病中學到了許多。我學會了如何在失去所有掌控，無法規劃任何事的過程裡等待一個未知的答案，在不知會發生什麼事的狀態下真正地臣服、順服於所發生的一切。而我也發現一個我身上非常重要、但以往一直沒注意到的困境，就是我的心理需求與生理需求時常有衝突。直到現在，我仍要時常提醒自己又來了，我又以我的心理需求為主軸，忽略我的身體需求，我真的很對不起我的身體，而我還在慢慢的學習。

前年歲末，我告訴自己要跟自己好好談戀愛，雖然我好像已經很愛自己，但我覺得應該要熱戀，熱戀時我們一定想天天見到對方，最好一刻不分離。如果是老夫老妻就不是這種感覺了——即使坐在對面，也可能是我看我的報紙，他滑他的手機之類。我覺得要和自己熱戀，今年我也經歷了很多，有流感、急性蕁麻疹，當時血壓高到兩百左右，醫生說，我如果沒有去掛急診，很可能就不在了。後來又得了帶狀泡疹。當然這是有原因的，因為去年底，發現身體另外的部位有一些不明物體，雖無法確診為癌細胞，醫生仍建議一定要做放射線治療，我想應該是放射線治療傷到我的免疫系統。不過無論如何，今年年底我要許下的願望是和我的身體談戀愛，我不能總是和我的心理談戀愛，冷落我的身體。

我認為很多功課都會用各種方式與觸及我們，對我而言，這就是靈性之旅。我感覺到自己和宇宙、生命連結的律動愈來愈清楚，也讓自己更加豐富，雖然有時仍會起起伏伏，或是跌入困頓，但似乎比較容易迅速得到一些指引與啟示。我非常感恩，更加要好好愛自己，好好相信自己所有的特質都有它的功能，都是我們生命中非常豐厚的資產，只要我們能好好地認識它，妥善地將它運用在我們的生活領域中。此外，該做的時候就去做，想清楚我們要的是什麼，就去追尋，只不過我們常常弄混了。

我有一個學生要寫論文，但他告訴我他想吃炸雞、喝咖啡，他覺得不吃這些他無法有動力寫論文，只是他得了腸胃炎，醫生交代他不能吃這些東西，這讓他感到很困頓。我告訴他：「你的心裡絕對不是說要吃炸雞，你聽錯了，我猜你的心一定要說另外一些話，可能是害怕，可能怕自己做得不夠好，可能是焦慮，你不要誤會了你的心要告訴你的事情。好好靜下來聽聽你的心裡究竟要什麼？這樣才能正確回應它，身體也才不會受到傷害，這是一件非常重要的事。」

古云：「六十而耳順，七十而從心所欲不逾矩。」但我有一些更細微的體會，隨心所欲不逾矩真的是一種非常自由自在的生命境界，但是我們一定要弄明白，究竟我們的心是否清明？若我們的心是歪斜或扭曲的，姑且不論隨心所欲是否逾矩，首先必定感到困頓，所以要學會傾聽自己的內心、身體，甚至是潛意識的聲音。無論我們現在幾歲，學習這樣的傾聽都會是我們未來生命中一個很重要的基礎。

回到「心」家，我想就是我經驗到的靈性之道。

曹中瑋

旭立心理諮商中心資深諮商心理師、督導；國立臺北教育大學心理與諮商學系兼任副教授。國立臺灣師範大學教育心理與輔導研究所博士，專攻完形諮商，並深受個人中心諮商學派及存在治療核心精神的影響，將這兩個精神融入完形諮商學派。

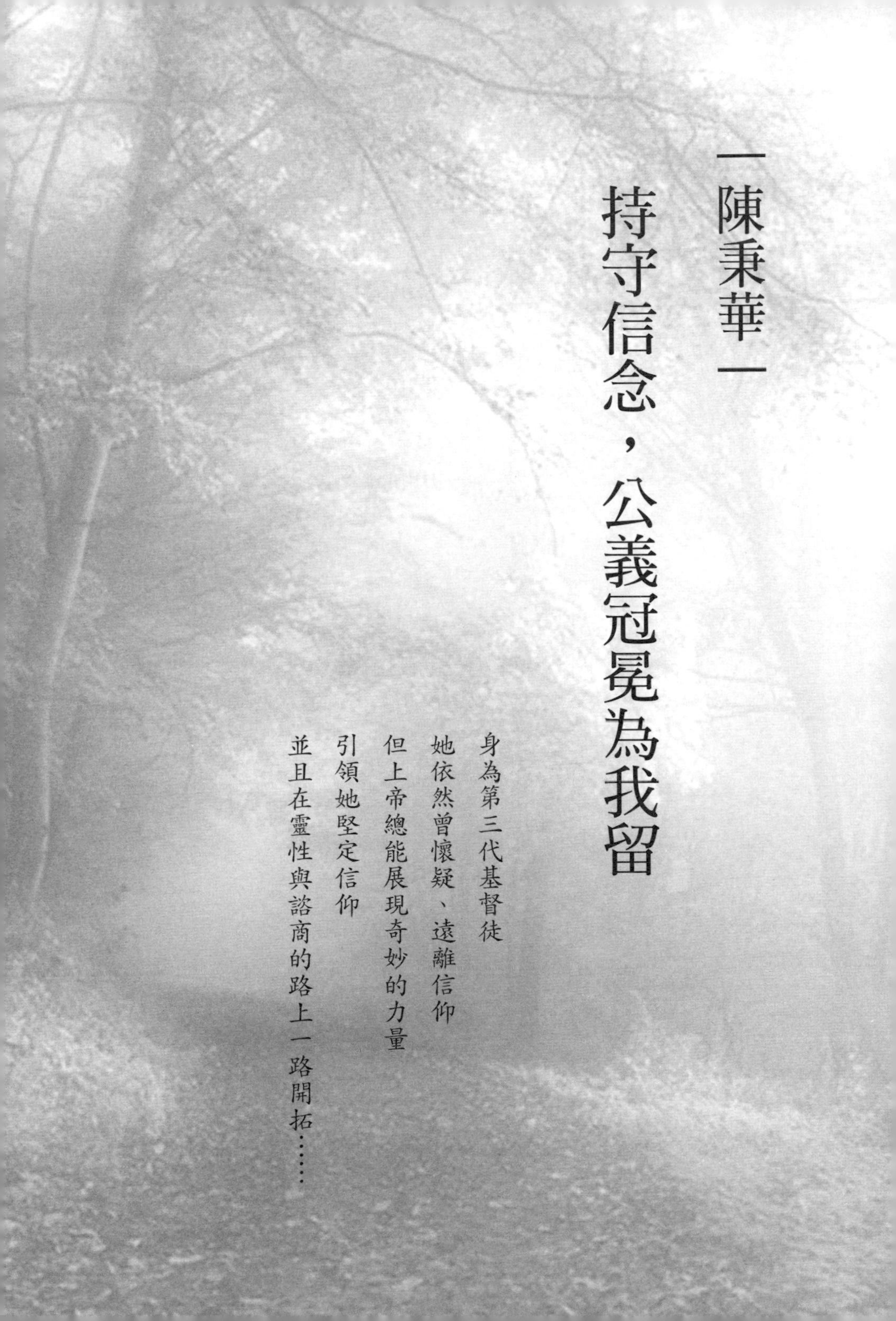

—陳秉華—

持守信念，公義冠冕為我留

身為第三代基督徒
她依然曾懷疑、遠離信仰
但上帝總能展現奇妙的力量
引領她堅定信仰
並且在靈性與諮商的路上一路開拓……

我是一位基督徒，因此所分享的靈性經驗是我基督徒的靈性經驗，還滿宗教的。然而靈性不等於宗教，宗教也不等於靈性，因此我所要分享的內容雖然多是宗教性，但其實還是我的靈性經驗。

我與教會的分合

我是第三代基督徒，換言之，我的外祖母是基督徒，我父母親是基督徒，而我也是基督徒。但如同基督徒時常會說的一句話：「上帝只有兒子、女兒，沒有孫子。」意即無論你是第幾代的基督徒，都不一定與上帝有直接的關係，必須是親自經驗過，親自認祂是自己的上帝，這才算是關係。

在我小的時候，我的父母親及祖母都不是很虔誠的基督徒，他們在教會裡來來去去，而我在小學的時候就跟著他們進入教會。小學時的信仰其實非常簡單，非常單純，比成人單純太多，當時我的信仰就是：只要我禱告，上帝就會聽。因此我曾在小學四年級遠足的時候向上帝禱告我要有個好天氣，這樣我們就可以快快樂樂去遠足。果然，上帝也給了我一個好天氣，我的信仰，我對上帝的認識，就是這樣簡單。

到了國小畢業之後，因為搬家的關係，我父母離開了原來的教會，且沒有再找一個新的教會，於是我也就離開了教會。進入到青春期以後，那是一個叛逆的時期，不只是對信仰叛逆，對所有的人、事都叛逆，對父母親叛逆，對學校叛逆，於是我也對信仰開始產生很大的質疑，包括《聖經》上所說的——那些不是神話嗎？那些神蹟就是神話。當時我身邊還有幾位基督徒好友對傳福音十分熱心，都希望能將我這隻迷途的羔羊再帶回教會，雖然我們是好朋友，但我沒有那麼容易被帶回去。

我是一個本性十分溫和的人，但是到了高中那個叛逆發作的時期，我可以公然跟教會牧師辯論，指稱對方胡說。到了大學之後，我進入台大，那是一個非常活潑自由的環境，吸引我的東西非常多，包括交男朋友，所以宗教在那時根本就不在我的腦海中，這段時間，我稱之為「遠離的時間」。

我一直到研究所才回到教會，直到現在已經三十多年了，這段期間是我信仰的持續成長期，自此我就沒有離開過。當我再一次回到教會時，心裡非常感動，那天的聚會唱頌詩歌，唱的是一首兒歌，這首兒歌是我小學時在教會裡聽到的兒歌，我回憶起來，經過這麼多年之後，我終於還是回到我的信仰裡面。

我回歸信仰的關鍵動機是與我先生的相識，雖然我有很長一段時間不承認我是因為他重回教會的，因為我覺得，像我這麼理性的人絕對不會感情衝動，只因談了戀愛就回到教會，我一定要弄清楚信仰究竟是怎麼回事。於是我去到現在的教會，從慕道班開始。所謂慕道班是開放給想要認識這個信仰的人去上的課，了解何謂基督教，在這同時，我開始了閱讀《聖經》及禱告的生活。對當時的我而言，重回教會不是因為信仰的力量有多大，而是因為愛情的力量有多大。

那段時間裡，我很認真地讀經禱告，雖然沒有任何領會，但也並未放棄。幾個月後，有一天在讀《聖經》時，開始有了我的第一個靈性經驗。因為基督徒很重視罪的觀念，不只要認知自己做錯了什麼事，還包括不認識神而做出得罪神的事情。而我就在那個經驗裡回想起我如何與人過不去，我原是一個溫和的人，從不與人爭吵，而我卻碰到一位傑出、優秀、好強的同事，他其實沒有得罪我，但我心裡開始不高興，覺得這個人很驕傲做作，這在《聖經》上就稱為嫉妒。

嫉妒有什麼了不起呢？每個人都會嫉妒，到我現在也仍然會，但當時心裡的確很過意不去，感到非常難過，難過到在神的面前認罪。然而非常奇妙地，儘管我當時對《聖經》的認識十分淺薄，但在我禱告認完罪之後，便翻到了一段《聖經》經文：「神所要的祭，就是憂傷痛悔的心，你必不輕看。」這也是基督徒很神奇的經驗——會突然翻《聖經》的某一段而有所領悟——這雖不是好的讀《聖經》的態度，但的確會發生。這段經文所說的「你」當然是指神，我知道當時是神對我憂傷痛悔的心做出一個回應，祂告訴我，祂不會輕看我這樣的一個心，於是我心中過意不去的感覺立刻獲得釋放，變得很高興，很輕鬆。從此之後我決定受洗，歸入教會成為基督徒。在我受洗的當天，有一段經文非常鼓勵我：「若有人在基督裡，他就是新造的，舊事已過都變成新的了。」我知道從那天起，我在神的面前是一個新造的人，我的靈性生活也就從那時候開始有了一個新的開啟。

堅定信仰的關鍵

歸結我的靈性成長歷程，到現在三十多年了，其中有幾個關鍵。第一個是對《聖經》的認識，持續的了解、熟悉《聖經》是重要的，《提摩太後書》十三章十五到十六節的經文上面提到：「這《聖經》能使你因基督耶穌有得救的智慧，《聖經》都是神所默示的，因教訓、督責、使人歸正、教導人學義都是有益的。」亦即一般人所說，信教應該不會錯，它可以使我們成為一個好人，但是對基督徒而言，信教不只可以成為一個好人，還可以認識神。

第二個是團契生活（Fellowship），是指基督徒分享彼此生活，把信仰與生活的需要一起帶到神的面前。我在美國求學期間有參加團契，回台之後也參加了一個教會團契，就在師大，我的教學場域裡，也很自然地有基督徒學生、同事會和我親近，有較多的信仰分享。另外我還有基督諮商工作者的小組團契，這些都在不同時候讓我有一群互相分享的人。《聖經》上說：「盼能兄弟和睦同居，是何等的善，何等的美。」基督徒稱我們組內為弟兄姊妹，是一個家人的概念，教會與團契生活就像是和家人的生活。

第三，是在生活中大小事上的經歷神，例如我在國外的博士班資格考是可以帶回家答題的考試（take home），老師將考題給我，要一個星期後我再將答案交回。那一個星期有多難熬啊，我寧可像現在許多學校，三個小時就交卷。我那整個星期簡直是廢寢忘食，十分焦慮，於是我就在焦慮中禱告，神給了我一句話：「他必用自己的翎毛遮蔽你，你要投靠在他的翅膀下。」當時我那顆不安的心、焦慮的心立刻安定下來，那是一種被上帝保護的感受。

我也經歷過父母親過世的經驗，我父親過世得比較早，我母親是今年（二〇一五）五月過世。我的父親是先有癌症，十年沒有復發，然而卻在三日之內失去意識後過世了，那時我人在美國，連父親的最後一面都沒有見到。我母親則是另外一個故事，她失智將近二十年，我花很長一段時間陪她走過這最後一程。這兩種不同的時間與過程都讓我經歷掙扎，在面對他們死亡的過程中，有一個最讓我心靈安定的，就是這句《聖經．約翰福音》十四章第一至二節的經文：「你們心裡不要憂愁，你們信神，也當信我，在我父的家裡有許多住處，若是沒有，我就早已告訴你們了，我去原是為你們預備地方去。」這讓我知道我的父母去了哪裡？所以我的靈裡面非常安定。

最近我先生發生了一件事，與死亡擦身而過。十月中的時候，他這個曾經做過心導管手術的人竟自不量力去跑馬拉松，還沒到終點就倒了下來，心臟一度停止。當時我在休假，正快快樂樂地和女兒在義大利玩，那天清晨接到電話通知時，我簡直嚇壞了，我立即拉著女兒禱告，這節經文就出來了：「我留下平安給你們，我將我的平安賜給你們，我所賜的，不像世人所賜的。你們心裡不要憂愁，也不要膽怯。」於是我的心立刻平靜下來，那是立刻的，非常的神奇。

後來我有位佛教徒朋友聽我分享這個經驗後說：「你們信仰的力量真是太大了。」我十分認同他的說法。我先生現在復原狀況非常好，那是另一段非常神奇的故事了。他昏迷了五、六天才醒過來，之後就一路加速復原，每一天都是一個新的復原，以致於他的物理治療師對我說：「我看到妳先生每天都是一個新的人。」我說我知道，因為我的確看到他進步神速。他在醫院裡住了一個月之後就回家了，現在復原得非常好。他也因為有了這樣的經歷，更加更新了他的身心靈狀態。我寫了一篇見證短文，送給一些當時非常關心我們的朋友，讓他們知道我作為一個陪病者的心路歷程。

我將靈性的成長的終極目標歸納為兩個部分，一是建立與神更親近的關係。《聖經》上說：

「你們要常在我裡面，我也常在你們裡面，我是葡萄樹，你們是枝子，常在我裡面的，我也常在他裡面。」因此神與人的關係是神住在人裡面的親密關係。此外是與神同行。另外一段經文說：「世人哪，耶和華已指示你何為善。他向你所要的是什麼呢。只要你行公義、好憐憫、存謙卑的心、與你的神同行。」這段經文對基督徒而言是一種生活目標，基督徒認為在世的日子是寄居者，人是寄居者，是一個旅客，最終是回到神的裡面，在世的日子是一個與神同行的日子，按照神的心意生活。

最後，我的墓誌銘，經過死亡總會讓我們想到自己的墓誌銘，墓碑上要寫什麼？我希望我的墓誌銘是這樣寫，「那美好的仗我已經打過了，當跑的路我已經跑盡了，所信的道我已經守住了，從此之後有公義的冠冕為我存留。」對基督徒而言，生命不是結束在閉上眼睛，停止呼吸的那一刻，而是仍有永生，這個「以後有公義的冠冕為我存留」，是希望透過神的眼光來見證我在世的一生，沒有違背祂，而在以後與祂面對面的時候是一個榮耀的時刻。

將宗教／靈性帶入專業領域

在我的專業領域裡，我從事靈性與諮商已有相當長的時間，但正式發表一些心得是才最近十年內的事，因為早年的諮商學術論文發表環境並無靈性這個主題，因此我不敢公開投稿，只在小規模的研討會中提出論文，但是這大概也有將近三十年的時間了。回顧我自己以及我所指導的研究生之研究，可以包括幾個主題。一是基督徒的靈性經驗，例如，我想了解基督徒如何在經歷了重大生命挫折經驗時，從剛開始很容易問：「上帝，你為什麼要這樣子對待我？我做錯了什麼嗎？」所產生的靈性問號，到他走過這個歷程，重新回到與神的關係裡面，也對人生苦難有了新的理解與詮釋，我想了解這種靈性經驗的變化。

基督徒諮商師的靈性介入與結果研究，包括了在個別諮商中放入靈性介入、小團體的靈性介入，還有社區介入，例如以福音戒毒的晨曦會。他們運用社區的方式來幫助那些毒癮者，這個社區是一個基督教的環境，我的學生去研究在這個基督教的環境裡有哪一些改變因子，可以讓這裡面的人經歷生命的轉變。

諮商人員的靈性與諮商教育訓練是我這幾年做得較多的部分，教育訓練的內容需要包括什麼？

諮商中如何融入宗教／靈性的觀點，以進行個案的問題概念化？例如有基督教信仰的諮商師在看待個案問題以及提供介入處理時，會如何將他們的宗教信念放在個案概念化中去理解有信仰的個案何以會產生這樣的問題，以及如何提供合宜的宗教／靈性處遇。基督徒諮商師面對一些個案會有倫理衝突，例如同性戀個案、婚外情個案等，個案的議題都與基督教的倫理會有些衝突，那麼基督徒諮商師如何面對這樣的衝突？這都是我的研究範圍。

多年前，在國科會（今科技部）的經費支持下，我在師大購入一批與靈性相關的書，包括中、英文宗教、靈性、文化與諮商方面的書（約六、七百萬圖書經費），這些書都放在師大圖書館提供讀者自由借閱，應可說是目前台灣在宗教／靈性與心理諮商領域藏書相當豐富的地方，有興趣想要進入宗教／靈性與心理諮商領域的人，都可以來參考閱讀這些書籍。

近年來，我在科技部經費支持下進行了一些研究案，第一類是「基督徒的靈性經驗研究」，其中一篇有關於探討基督徒的靈性掙扎與靈性因應經驗，發表於《教育心理學報》，另有一篇是探討基督徒癌婦的家庭關係與靈性經驗，發表在《中華輔導諮商學報》。第二篇的第一作者是賈紅鶯老師，因為我曾是《中華輔導諮商學報》主編，可以知道論文被引用的數據，這篇文章已經連續兩年是該學報被點選次數最高的一篇，可見在諮商領域宗教與靈性的主題已經從過去的「不入流」轉變為「流行」了，這也反映出大家對於宗教／靈性的重視日益增加。

第二類是「靈性跟諮商介入的研究」，有兩篇論文我分別從諮商師和案主的觀點，來了解他們對宗教／靈性融入諮商的經驗，這兩篇都不只是基督徒的案主與諮商師，是多元宗教應用於心理諮商的探究，整體而言，多元宗教／靈性背景的諮商師與案主，對於將宗教／靈性納入心理諮商的經驗是持正面肯定的。另外兩篇則是以基督徒諮商師為研究對象，探討他們融入了靈性的諮商實務經驗，以及宗教／靈性介入的運用，例如〈心理諮商中的上帝意像的運用〉就是其中一篇，因為過去一些諮商者很熟悉將意像（imagery）作為介入治療，但如何在治療中運用上帝意像（God image）作為一種宗教／靈性介入的方法，是可以作為參考的。

「諮商人員的靈性與諮商教育訓練」是過去幾年我持續在做的第三類研究主題，有感於諮商師並沒有有系統的接受宗教／靈性如何融入於諮商的教育訓練，包括我們的教育課程裡也沒有提供這樣的課，工作坊也很少，雖然坊間有一些，但費用高昂且為數不多，也沒有經過諮商專業學會對於內容的檢視，所以我們申請科技部計畫，從一個諮商師培育者的角度來提供這樣的課程。我們進行了幾個梯次，也曾經請過一些有宗教／靈性背景的諮商老師到課堂上做一些分享，完成了四篇論文研究。

這個系列課程我們一共做了三梯次，第一梯次是二〇一〇年，參與的對象主要是基督徒與天主教背景的諮商師、諮商人員。第二梯次還是以基督徒諮商人員為訓練對象，但是修改了一些第一梯次的上課內容。第三梯次我們將課程擴充到非基督宗教，或者有靈性興趣但不見得覺得自己有宗教信仰的學員。

第一梯次因為學員宗教背景特定，又是我們首次嘗試，所以算是一個比較實驗性的課程，內容也不太穩定。我們把目標放在三個部分，一是諮商師對靈性的自我覺察，第二是增加諮商師對宗教靈性議題的知能，第三是增加諮商師在諮商中與案主討論靈性議題及介入處理的知能。我們到了第二與第三梯次的內容便差不多穩定下來，主要增加了學員（無論是否為基督徒或其他宗教或對靈性有興趣者）對台灣社會文化多樣化的宗教／靈性的認識。其實台灣民眾的宗教／靈性背景非常豐富、多元，所以如果要提供宗教／靈性諮商的服務，必須對台灣現有的宗教／靈性行為有多一點了解。另外我們發現不可少的，當然是諮商者對自己宗教／靈性面向的自我覺察，接著就是訓練他們對於在諮商中處理靈性議題的敏感度、了解跟接納度。

有一個很有趣的部分，就是參加的成員無論什麼宗教／靈性背景，他們在參加完這個課程之後，都覺得在這些目標上是有收穫的，因為他們能體會到即使案主與自己有相同信仰，但自己未必能與案主有相同的理解及接納度。他們可能將自己所自以為的、自己認定的宗教／靈性信念強加（impose）在個案身上，更遑論當個案與我們是進行跨宗教、跨靈性諮商的時候。另一個部分，是增加諮商師對案主的靈性評估與介入處理的能力，不同的宗教、不同的靈性有不同的介入處理，所以當然是所知道的愈多元、愈深入愈好。這個主題的課程有十堂，到第九、十堂課時，我們會請來自不同的靈性或宗教，但同樣具有諮商背景的工作者，和我們分享他們的工作經驗，每位講者都分享出他最精華的部分。

第四類的研究主題是我最近這兩三年在做的「安寧療護靈性關懷」，踏入安寧療護這個領域本不在我的預期內，但時間點也來得很好。安寧療護的靈性關懷就是針對在安寧病房或重症病房中的病人與家屬的靈性心靈需要提供關懷。我們獲得了科技部三年的計畫經費補助，目前研究正在進行中，一部分是了解靈性關懷者需要具備的關懷能力，進一步再根據發現的關懷能力做靈性關懷能力量表的建構。另外還有一部分是靈性關懷師的教育訓練與實習課程的效果評估，這部分的研究是與臺北醫學大學及史懷哲基金會合作。

安寧關懷與靈性陪伴

在安寧療護的靈性關懷能力研究中，我們發現經專家學者指認，要做好安寧療護的靈性關懷須具備十八種能力，非常廣泛與細緻，我們可以自我評估一下自己在這方面具備的能力如何，以增加這方面的知能，包括認識與包容不同的宗教／靈性經驗；具備與安寧療護相關的知能；認識自己；關懷的態度；工作、價值以及使命感；尊重病人；關心病人家屬的需要；遵守工作倫理，以及提供有宗教敏感度的靈性關懷；提供全人全程全家的照顧；協助病人家屬處理靈性議題，包括死亡、失落等議題；幫助病人家屬獲得靈性平安；具備關係建立及溝通的技巧；具備靈性評估的能力；能夠與其他醫療專業配合，並且會尋找資源。對於基督徒而言，有一部分較為獨特的，是提供基督宗教的靈性關懷。其實，由具備諮商背景的人來進行對重症病人的靈性關懷並非太困難，因為我們已具備了一部分的知能，包括迅速與病人建立關係的能力，以及能夠敏感於病人可能關切的議題。當然，末期的病人的靈性需求是一般諮商工作者不太熟悉的議題，因此諮商師需要對安寧病人家屬的靈性議題、靈性有一些認識，並且能夠與病人家屬深入探討這個議題，才能幫助這個族群。

在基督徒安寧療護靈性關懷師教育訓練與實習課程上，這部分主要是史懷哲基金會提供，課程可抵安寧基礎教育訓練四十個小時，包括初階與進階課程。初階課程要到安寧基金會去接受基礎課程，之後再進行史懷哲基金會提供的進階課程，進階課程中又包括兩日初階課程及兩日進階課程。初階課程包括自我認識、成長、死亡學、宗教概說、同理心訓練、安寧療護基本概念等。進階課程包括哀傷輔導，以及認識靈性重要議題，例如生命意義與價值、愛與被愛、寬恕與被寬恕、生命盼望、建立與至高者的關係等。這些議題是史懷哲基金會在做了二十年的重症病人靈性關懷中，發現在末期階段最凸顯的一些靈性議題。除了課程訓練，另外還有五天的醫院實習，包括對醫院生態環境的認識、同理心的對話、訪談練習、紀錄書寫、一對一的助人技巧、靈性需求評估、個人陪伴計畫等。

我參加了他們的課程，參加過五天的醫院實習，目前也開始在安寧病房與病人家屬會談。在實習階段就遇到一個讓我有不小震撼的經驗。因為實習的關係，我們是兩個人一起進入到病房關懷病友，當時有一位病友很孤單，算是一位黑道大哥，早年一定做了一些很對不起家人的事，被家人所厭棄，沒有家人願意來看他，他的兒子只拋下一句話：「如果我父親死的話，我會負責收屍。」我們實習生能進入病房陪伴他們說話的時間很短，每天最多也不過是半小時，而那位病友的靈性關懷師則有一個非常好的機會陪伴他最後一程。等到我們五天的實習結束後沒幾天，醫院傳來了消息，說這位大哥已經過世。我們很感謝能在他臨終這麼孤單的時候，有機會陪伴他，也看見這份工作的重要。

當然，希望這些分享是拋磚引玉，能夠引發更多人來投入靈性跟諮商的實務工作與研究，能有更多這樣子的經驗交流，也有機會跟不同宗教、靈性跟文化的工作者對話，共同來累積這個領域的知識跟經驗。

陳秉華

國立台灣師範大學教育心理與輔導學系兼任教授，資深諮商心理師。美國伊利諾大學心理諮商博士，曾任台灣師大心輔系教授、台灣輔導與諮商學會理事長、師範大學學生輔導中心主任。專長諮商理論與技術、華人文化與心理諮商研究，尤其在基督教信仰與心理諮商的相關研究貢獻卓著。

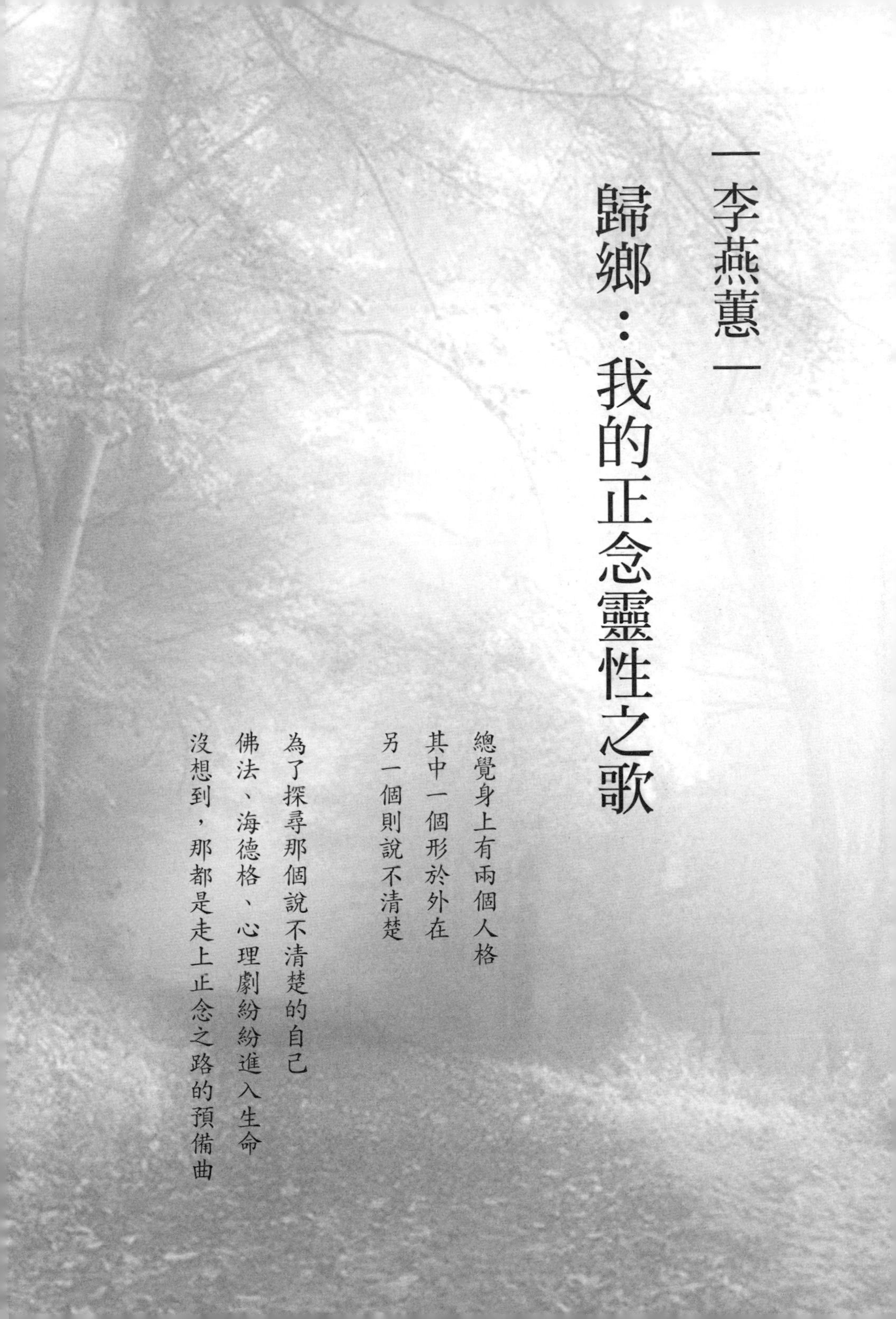

歸鄉：我的正念靈性之歌

—李燕蕙—

總覺身上有兩個人格
其中一個形於外在
另一個則說不清楚

為了探尋那個說不清楚的自己
佛法、海德格、心理劇紛紛進入生命
沒想到，那都是走上正念之路的預備曲

第一樂章：懵懂少年期的神祕召喚

我出生於台南縣一個純樸的小村莊，小時候家裡務農，記憶裡，村子四週都是綠油油的農田，也有許多芒果樹與竹林，就如那時候南部大多數村莊一樣，多數房子是三合院，農耕季節村民互相幫忙耕種採收，小孩們也會跟著到田裡玩，我就是在田野裡玩泥巴長大的孩子。在那還沒有電視的年代，晚餐過後，大人們會圍坐在三合院中庭聊天，小孩成群嬉戲，夜語星空，是童年深刻美麗的記憶。

我們家很特別的是三代單傳，曾祖母是獨生女，她只生了祖父一個孩子，祖父母一代也只單傳，到了父母親這一代，終於生了三位男孩，就是我的三個哥哥。很自然地，全家都期待下一個是女兒，我就是這被全家期待的小女孩，所以一生下來，就備受家人寵愛。那年代農村普遍存在的重男輕女現象，我從未經歷過。家人與父母親對我全然的愛護，是我心底深厚安全感的基礎，童年的我，在家人愛護、淳樸農村氛圍與大自然懷裡自在生長。這種渾然天成、自由自在的感覺，一直延伸到我小學畢業。童年，卻隨著進入以升學為導向的私立中學嘎然而止。

國高中時期是生命裡最痛苦的階段，一方面承受了升學制度的壓迫，另一方面，則面對著自我解離、斷裂的困頓。前者，相信與許多同年齡的青少年一樣，每天生活有如關在牢獄裡，從早到晚上課、考試、發考卷、看成績、因成績而被處罰或被讚美，在不知為何而上的課程與不知為何而考的試卷之間無止盡的輪迴。國中讀得很痛苦，卻莫名其妙考上最好的台南女中，高中留級一年，在英文學習上，有很嚴重的學習創傷，但是大學聯考時，竟十分荒謬地考上輔仁大學法文系。

從生命發展歷程回溯這階段的心理問題，除了對國高中學校體制與生活適應不良外，還有個明顯原因。童年到小學階段，自己太受家人與師長寵愛，因而發展對他人目光的過度依賴，因此在青春期失去他人關注的目光時，就產生當時自己無法理解的「重要性失落恐懼」，產生強烈的被拋棄苦痛感，每當這種感覺產生時，身體就會出現急促窒息胸悶與頭腦空白現象，某種程度上，有如嬰兒因被拋棄而瀕臨死亡的感覺。

不過在表象上，當時的我還算是個「正常學生」，行為正常，人際關係尚可，考試成績雖低，但都還屬正常，但心中卻如困囚牢獄，自卑、混亂糾結、失序、沮喪、不知自己是誰，又說不出口。這種說不出口的混亂自卑，有如心靈的陰暗深淵，上大學之後，仍然持續存在。生命裡任何苦難都有其意義，雖然這苦難與世界上許多人的苦難比較起來，真是微不足道，但對青春期的我卻如龐大陰影、無止盡的深淵暗夜。從我整體生命感受說來，這深淵卻是我在德國時開始尋求心理治療協助的動力，也是我學習諮商治療的原始動機。

關於自我解離的議題，還有一些說來話長的原因，與後來自己的靈性旅程相關。這當中有個奇特、重要的現象。大約是國中時期開始，我感覺自己身上明顯住著兩個人，一個是現實我——他人眼中的小女孩；另一個，自己說不清楚，也看不清楚，但卻有種厚實的力量，有如穩實山岩一樣地潛存心靈深處。無論現實的我如何混亂變化，這力量始終如如不動的在那裡。來自這如如不動的我，常浮現一種神祕召喚：回到深山裡。每當望見遠遠的山影，心底就會升起一種莫名悸動，猶似來自靈魂家鄉的神祕召喚，感覺我必須回去深山裡。究竟要回去哪裡？自己也不知道，但卻又很確定，終有一天，我必須回到深山裡。這深層自我，在我往後的生命歷程中，慢慢清晰浮現：在我心底駐居著一個老和尚。成為小女孩之前，這老和尚已駐居在這靈魂裡不知多久了。雖然我不知他是誰，歷經多久的生生死死與修練，但那深層生命的「隱性記憶」，是我心底一種清晰自明的沉穩力量。這兩個層次的我——混亂自卑的青春期，與如如不動的沉穩力量——很弔詭地同時並存，構成現實世界的「我」。當時的我，不解，卻流動活在這雙重的生命河流中……

第二樂章：佛法、海德格、心理劇之三重奏

進入輔仁大學後，在學長邀請下加入大千佛學社，開始我的學佛歷程。大學四年幾乎是在大千社過的。在這四年裡，我感覺自己讀錯了系，因為完全沒有學習法文的動機，每年都轉系，卻都沒轉成，法文也讀得糊里糊塗，差點畢不了業。

然而在學佛方面，跟隨大千社學長們的活動安排，參加許多佛學營與禪修活動，後來擔任佛學小組長與副社長，慢慢學習帶領學弟妹們認識佛法。對我來說，走入佛教寺院就像回家一樣，學習佛法與禪修，成為大學四年的靈性生活重心。說真的，感覺自己不是「學習」，而是「複習」，只是重新閱讀過去世早已熟悉的經典與理念。「回到山裡」的神祕召喚，成為學佛歷程的事實，因為大部分寺院都在山裡。

因為對佛法與哲學的興趣，大學畢業後，考上文化大學哲學研究所碩士班，開始學習哲學的旅程。在陽明山文化大學哲研所期間，對我影響最深的是聖嚴法師。在我大學三、四年級的時候，曾參加他主持的兩次禪七，讀哲研所期間，文化大學聘請聖嚴法師擔任哲研所兼任教授，也提供他在文化大學內設立「中華佛學研究所」的空間，因此，他的佛學課程是哲研所與佛研所合開的，而我

有幸跟佛研所第一屆與第二屆研究生一起上課。之後，自然邀請聖嚴法師擔任我的碩士論文指導教授，在他指導下完成碩士論文《天台宗智者大師的實相論之研究》。智者大師的「一念三千」是論文的核心概念。簡言之，我們的心性含攝所有善、惡可能性，三千是形容詞，是十法界（六凡四聖）乘以空假中三觀的代稱，作為流轉三界六道的生命體，心性裡含攝成為佛菩薩的潛能，但也具有六道眾生的無明煩惱種子，一念三千的意思，就是心在一念間可往上也可往下，流轉於「無明法性」間的可能性。因此，修行的意義在於引導本具佛性（佛性本具），離惡向善，自覺覺他，透過禪修體悟心念的空假中三觀，契入同體大悲的佛道。以現代語言說，因所有生命相互關聯，同樣的神聖與卑微，個體成佛之道也必與周遭人事環境互動共成，這是大乘菩薩道的精神，蘊含著宇宙生命共同體的概念，與學佛者自覺覺他的生命努力方向。整體而言，這是大乘佛法的基礎信念，也是我深信不疑的生命哲學。

生命裡的許多相逢都轉瞬即逝，每一時期的因緣都自然珍貴獨特，雖然碩士階段結束後，我因出國留學而與聖嚴法師失去聯繫，也未參與法鼓山後來的發展歷程，但心中十分感恩這段師徒之緣。近年來我參加了法鼓山的默照禪十與話頭禪十，心中非常敬佩聖嚴法師將禪宗修行方法完整地延續下來。

在中國哲學領域，影響我最深的是王邦雄老師教授的道家哲學。沉潛老子與莊子回歸自然、順道無為的思想，我感受個體生命潛能源頭的奧祕，與充滿創造力的大自然之間的能量流動。道家思想在我往後的靈性探索旅程中，一方面成為我博士論文的一部分，一方面也成為正念創造力的思想根源。

與海德格存在哲學的相逢，為我的生命歷程帶來一大轉折。感謝兩位以生命靈性力量詮釋海德格哲學的老師：袁保新老師與陳榮灼老師，他們讓我認識到海德格哲學的深度存在力量與深奧吸引力。《存在與時間》對在世存有的層層揭顯，對人類生命作為「向死亡存在」的現象剖析，對生存與死亡「恐懼」與「憂心」的存在詮釋，海德格顛覆西方哲學傳統的形上學與此在詮釋學，猶如來自遠方的神祕召喚，讓我在陽明山的佛學哲學山林歲月之後，踏上另一段靈性探險旅程。在我只學會說德文「你好！謝謝！再見！」時，已邁入德國弗萊堡大學時期，黑森林十三年海德格哲學漫遊歲月，與晚期海德格「天地神人」、「泰然任之」哲思的交會相逢，是那時從未出過國門的我，從未夢想過的旅程。

德國十四年學習旅程，充滿豐富、驚奇與轉折，在本篇短文很難說清楚，只能簡略分享幾件要事。

到德國之後，因為學制與台灣差異很大，所以我是從大學讀起，只是不需要寫碩士論文。我博士論文指導教授是海德格的學生烏特、谷措妮（Ute Guzzoni）教授，博士論文題目是：《晚期海德格與道家無為思想的比較》。若說正念創造力是我在正念教學的特色，那麼作為靈性根源的大自然創造力之思想源頭，是來自老子《道德經》：「道生之、德畜之」與晚期海德格「泰然任之」的理念。

哲學之外，我在弗萊堡（Freiburg）一個默劇團體接受了三年默劇專業訓練，開啟我對身體語言、自由舞蹈、即興劇場的興趣，也開啟我學習心理劇的契機。在弗萊堡與斯圖嘉特（Moreno Institut Stuttgart）接受五年的心理劇導演專業訓練，歷經十年的學習與督導，我才成為德國的心理劇導演，這奠立我未來帶領團體心理工作的基礎。心理劇的學習歷程真是寫來話長，尚待未來有機會述說這故事。

第三樂章：生死學與正念序曲

二〇〇二年我完成學業，返回睽違已久的故鄉，很幸運進入一個最適合我的地方：南華大學生死學系。由於生死學是新興的跨領域學科，在這裡，可以自由開課，對哲學與心理諮商兩棲的我可說如魚得水。從海德格哲學、存在哲學、心理劇、心靈舞蹈，到釋夢學與夢工作、敘事研究與敘事治療，我能夠自主發展課程，邊學邊教。在研究所教學的時候，我跟著成熟、好學的研究生們一起創造新課程，一起探索生死奧祕與靈性成長，真是我日常生活最快樂的時光。生死學所是我實驗課程的豐沃苗圃，在這苗圃實驗過後的課程，我就隨順因緣帶到醫護、教育各場域，成為各種主題的工作坊，如創造性夢工作、生死心理劇、心靈舞蹈等團體工作。

二〇〇七年到二〇〇九年之間，兩個主題在內心浮現，猶如雙旋律一樣，時常在心靈深海迴旋不已。

在諮商領域上，我擔任兩年南華大學學生輔導中心主任，有許多個別諮商與團體諮商的實務經驗，每當面對個案的生命難題與諮商關係的界限，總感覺諮商工作的不足與無力感。我常問自己：「離開諮商室的個案，如何面對他們自己生命的困境？有什麼是諮商師可以教導個案面對各種生命情境的技能與智慧？」「如何連結心理諮商與靈性成長」慢慢成為心中的疑團，我隱約感覺到，諮商與不同靈性傳統（我最熟悉的當然是佛法）是可以連結的，但如此浩瀚的領域，究竟該如何連結？我只有問題，沒有答案。

此外，在生死學的教授歷程中，常面臨學生拋出極限處境與終極關懷的課題。許多生死學所的研究生之所以來就讀，是為了探問生死邊境、生死之間、生前死後、生命與宇宙實相這些大問題。記得許多次從台北開車南下的時候，深夜疲倦地奔馳在高速公路的星空下，常浮上來一個念頭：如果此時開車一不小心睡著，衝出車道，下一秒鐘，我會到哪裡？身邊許多親人朋友已逝去，逝者一去不返。生前死後，浩瀚哲學、宗教多元詮釋，我們到底可以確信甚麼？

在德國留學期間，我將佛學擺在一邊，飢渴地學習德國哲學與心理工作，然而面臨老、病、死等極限處境議題，卻無法在哲學與心理學安頓自己的靈性與意義感。夜深人靜，心底總會浮現隱隱不安、難以言說的存在孤獨感。作為無止境的宇宙流浪者，我的潛意識不安地尋覓可以永恆安頓心靈的返家路。

這兩議題交織出現在我哲學與諮商的雙重範疇下，心底的神祕召喚又出現了。完成碩士論文後，幾乎沒再閱讀過佛學書籍，但直覺卻告訴我，尋找的道路，是在佛法與諮商之間。

二〇〇七年至二〇〇九年間，我與南華哲學系的好友尤惠貞教授在生死學所與哲研所合開四學期「佛學與諮商」課程。她教佛學，我教諮商，我們邊教邊學、邊討論，四學期課程內容中，佛法方面含心經、唯識、天台止觀等，諮商領域含心理劇、夢工作、歐文亞隆的存在心理治療、團體諮商理論與實務等。我們與學生一同踏上探險旅程，每次都有學習內容與進度，但都不知道會經驗到什麼，學生帶來的問題都可進入「工作範圍」，我以心理劇團體工作的方式，引導學生進行問題的探索，尤教授則從佛法試著統整問題與意義，四學期的教學進行得很愉悅充實。

然而，我們最後面對的困難是：我們知道可以無止境如此「玩下去」，因為諮商與佛法一樣浩瀚無邊，可以千變萬化地融合兩個範疇的一部分，但，難道要如玩萬花筒一樣隨機變化？無論目標是結合、融合或統整，核心精神在哪裡呢？統整的結構呢？四學期後，我們只能望洋興嘆，不知該如何結構化這汪洋般的智慧領域。

這時候，奇蹟又出現了。佛學讀書會的朋友黃創華教授介紹了正念認知治療（MBCT）對憂鬱症的療效。他說，八週正念課程的學習對憂鬱症患者有顯著療效，而這方法是源自於卡巴金博士（Dr.John Kabat-Zinn）從自身禪修經驗所作的轉化建構而成的。老實說，聽他演講時，我充滿懷疑。心中想：許多人學佛多年都不見得有什麼改變，八週課程可以療癒憂鬱症患者，這是甚麼仙丹妙藥？帶著深度懷疑，我開始上網搜尋資料。

記得是一個深夜，偶然間發現我的第二故鄉——弗萊堡剛好在暑假有三天的正念研討會，內有許多很有趣的議題，我立即決定參加，也想順道拜訪多年不見的德國朋友們。二〇〇九年夏天參加這正念研討會，在那裡聆聽了卡巴金博士、威廉斯教授（Prof. Mark Williams）與烏麗老師（Ulli Kesper-Grossman）的演講，十分震撼與感動，知道西方已有人融合佛法與身心靈工作，並結構化為八週課程。我才發現，原來我想做的工作，想走的路，已有前輩開路。我想，最快的路就是跟他們學習，不然，花二十年時間自己摸索，也不見得走得出這樣的道路。

於是，二〇一〇年我留職停薪一年，自費到德國弗萊堡跟著烏麗老師的團隊學習正念減壓（MBSR），同時也到英國牛津正念中心跟著威廉斯教授的團隊學習正念認知治療。往後的生命旅程，自然而然地轉入正念療法的運行軌道。

第四樂章：正念生死之旅

正念旅程上，烏麗老師是我最重要的啟蒙老師之一，她素樸自然的風格，讓我體驗到如何自在地作自己。在弗萊堡的正念減壓專訓團體中，共有二十二位學員，其中六位是瑞士人，我來自最遠的地方，其他都是德國人。老師共有六位，一位是美國學者：烏麗的先生保羅．葛羅斯曼（Paul Grossman），他是任職於瑞士巴塞爾大學醫學院的正念研究學者。一位是是瑞士老師西樂薇雅

（Silvia），其他四位都是德國人。在這專訓團體，我感受到什麼是正念精神：心的隨時在場，對所有人性面向的接納、自主，與彼此間的真誠關懷。

專訓團體的第一天，烏麗就告訴我們，正念是覺醒地活在當下，面對當下所面對的人，接納來到此時此刻的生命功課，享有當下瞬間的豐盛與悲歡離合。如果我們希望成為未來的正念教師，我們首先就要與團體其他成員正念相逢：友善、接納、真誠開放地相互對待。人生永遠是一次性的旅程，沒有人知道這旅程會如何發展，真實活在當下，是我們唯一能夠擁有的生命實境。

她這一番話說得十分平易，我在書裡也早已讀過，但她不只是口說，而是正念地活在當下，因而，這話語的意義在我心裡迴盪不已。我遠來參加這專訓，是為了學習如何帶領他人學習正念，成為正念老師。我以前對此的想像是：學習如何引導正念的技能，認識正念的理論與實務等等但在這裡認識的正念訓練，是自己需要先正念地活在當下，溫柔仁慈地面對人生這一瞬間，無論是面對他人或自己的人生。她引領我們體驗到，在以正念活著的實存基礎上，正念教學方法才有意義。

在弗萊堡的正念減壓專訓歷程中，豐富的正念教學內涵與教學方法之外，烏麗帶給我的身教啟迪勝於言教。透過許多情境教學，她讓我體驗正念的深層力量，在我後來生命最艱辛的時刻，都會想起烏麗的話：作為正念老師，在最艱辛的生命時刻，也要學習正念在場。時隔多年，每當想起烏麗老師正念面對生死的歷程，仍常感動震撼而淚流不已。

記得是我們上慈心禪的時候，烏麗淡淡的說：

「許多人知道我已得癌症多年了，其實，慈心禪的練習對我幫助最大的，就是當我無力地坐在輪椅上，被推進醫院作化療的時刻。這時候其他正念方法我都練習不上來，身心只感到深沉痛苦與無力。但在醫院走廊上，當我看見其他病人時，很能感覺他們與我一樣痛苦無力，於是，心裡會開始對每位經過身邊的病人傳送慈心禪，以最大善意傳送祝福給他們，願他們平安健康。在傳送慈心祝福的時候，就感覺生命連結產生的力量與寬廣。」

慈心禪的練習，就在她與生命苦難的相逢中，傳遞到我們心底。

當你與一個人初相逢，尤其她又是你的老師的時候，往往你會有種錯覺，就是這相逢會成為一輩子的緣份，我對烏麗就存在這樣的錯覺。

雖然知道烏麗已罹癌多年，但她大多時間看起來精神奕奕，上課時也沒感覺到她疲累，總覺得她的癌症不可能復發。由於感覺她是很好的正念教師，我在第二階段上課時就邀請她與先生保羅未來來台灣。我希望二〇一三年邀請他們來台開設正念減壓專訓，帶給台灣的正念學習者專業訓練機會，烏麗與保羅都欣然答應。我感覺像遇到穩實的靠山一樣，將與烏麗一起主持台灣的正念減壓專訓，在我心中有如開啟一道未來彩虹門。

二〇一一年八月，專訓才進行一半，烏麗卻癌症復發且擴散了。她授權另兩位老師西樂薇雅與芭芭拉（Barbara）一起繼續帶領專訓，從此，我們就在也沒見到她。西樂薇雅與芭芭拉每次上課都會告訴我們烏麗的狀況，很正念地面對癌症病苦，要我們放心學習。我心中很難接受這是事實，心中始終盼望烏麗痊癒再回來授課。這時期的我，就像還不會走路的娃娃一樣，盼望媽咪趕快從醫院回來，一切生命軌道又能恢復正常。尤其是我未來的生命計畫裡，她是很重要的。這期間我曾打電話給她，問她何時方便，我想去探望她，她很穩定自在的告訴我，目前不適合探望，以後再說。情感層面上，當時我完全無法接受她癌症復發所面臨的死亡威脅，總以為只要能「正念面對」，死亡就不會出現。

就在我們專訓的最後一天，大家都畢業了，我也平安回到台灣家中，才接到同學用電子郵件傳來的訊息，烏麗就在我們專訓結業一小時後，安祥辭世了。好像等我們這最後一屆的學員們順利結業了，她的責任完成了，她也可以放心走了。二〇一二年二月十二日是我們畢業的日子，我們的正念減壓結業證書是烏麗事先簽名的，這一天也是烏麗的忌日。

這刻骨銘心的生死教育，正念面對生死一瞬間的相逢，是烏麗帶給我們的震撼教育，她以自在覺醒面對生死的態度，讓我體驗到正念善生善死的深度意義。「正念減壓」從來不是個簡單的舒壓方法，而是能在充滿生、老、病、死苦難的生命旅程自在覺醒地活著的實存態度。

第五樂章：正念相逢在牛津

在英國牛津的學習歷程中，我很幸運遇見正念認知治療的創建者之一——威廉斯教授。在還沒去牛津之前，我依據他們二〇〇二年出版的《憂鬱症的內觀認知治療》（*Mindfulness-Based Cognitive Therapy for Depresson*）第一版中譯本（編按：中譯第二版為《找回內心的寧靜：憂鬱症的正念認知療法》）帶了一學期實驗性質的正念課程，心裡有些懷疑：這書已寫得這麼詳細，到牛津正念中心（Oxford Mindfulness Centre, OMC）還有什麼好學的嗎？

二〇一〇年在牛津正念中心當實習生半年，參加許多他們辦的正念課程，也看他們課程錄影的教學影帶，二〇一四年完成我的被督導階段，成為牛津正念中心認證的正念認知治療教師。在教學方式上，正念認知治療十分結構化，雖同樣是八週課程，但正念認知治療在身體、情緒、想法與禪修教學次第的精密配合，與正念減壓直觀式的教學方法很不一樣。非常幸運的是有機會跟隨威廉斯教授學習，邀請他來台灣帶領兩次的正念認知治療種了教師專訓，擔任他的助理教師，一方面體驗到正念教學「探索」（Inquiry）的智慧，也理解正念認知治療深入心性的建構原理。最感激的，是他對我而言不只是仁慈寬厚的精神支持，在教學方法上，更能精確地指導我。身為一位正念學習者，威廉斯博士是我深深敬愛的老師，也是我在台灣推動正念的最重要精神支持者，他充滿睿智、仁慈、幽默、自在與真誠開放的精神特質，是我仰望學習的典範。能遇到如此充滿原創精神的大師，只能說，我上輩子一定累積很多福德，才有機會遇到這樣的善緣。

歸鄉：啟動正念創造力

二〇一一年到二〇一七年之間，除了南華大學的正念課程之外，我也應邀在台灣各地與海外帶領兩百多場次的工作坊，主要學員是心理諮商、教育、醫護、安寧等領域的專業助人者，其中融合正念減壓、正念認知治療與正念創造力的「正念療法與助人專業」六天密集工作坊，共進行了三十五期，完成課程的學員超過一千人。許多學員開始在自己的專業領域帶領正念課程。

由於常有學員問我：該如何繼續培訓，才能成為正式的正念教師。因此在教學五年之後，我與正念夥伴們於二〇一五年成立「社團法人正念助人學會」，也於二〇一六年夏天開始第一屆的「正念助人專業培訓」（Mindfulness-Based Training for Helping Profession, MBHP Training，簡稱MBHP）。在正念助人專業培訓專訓中，我特別凸顯「正念創造力」的精神內涵，這是建基於我的哲學、佛法與心理劇的專業背景，逐步發展出來的正念練習（例如光的祝福、與樹交朋友等練習）與教學方法。我深信專業助人者必須融入所面對的團體，感受每個特殊團體的動力與學員需求，依據自己的靈感與創造力，才能帶出貼近團體心靈的正念內涵與練習。至今為止，正念助人專業培訓的內容理念與架構都尚在發展創建中，「啟動正念原創力」是這專訓的特殊精神，希望不久的將來，我可以清楚寫下正念助人專業培訓的實務、理論與教學手冊。

回首前塵，佛法、哲學、心理劇的學習，似乎已預備好正念相逢的旅程，在這旅程裡，許多老師為我開啟一扇扇靈性之門，與許許多多的靈魂旅人相逢，並結伴同行，一程又一程，踏上一段段神祕召喚的漫漫長路，漂泊的靈魂，猶如浪跡天涯的旅人，慢慢歸來……

李燕蕙

南華大學生死學系副教授，德國弗萊堡大學哲學博士，德國斯圖嘉特莫雷諾中心心理劇導演。大學時期開始學習佛法，二〇一〇年開始學習正念療法（MBSR-MBCT），是德國歐洲正念中心正念減壓教師與英國牛津正念中心正念認知療法認證教師，二〇一五年與團隊創建正念助人學會，在台灣與海外之醫護、心理、教育與監獄領域，積極推動正念療法，並發展具正念創造力特色之正念專業培訓。

—張達人—

神與人之間：關係、移情與靈性

也許你說靈性經驗很主觀、很私密

——很難以言喻

但在這時代

我們都試著用邏輯與現有知識

去探索祂

靈性（spirtulality）常常沒有辦法定義，若把它定義出來，它就不是靈性了。曾聽林信男教授分享靈性經驗，講了許久，感覺只能意會、無法言傳。林教授講述三次靈性經驗，第三次的靈性經驗就是他的眼睛開刀完以後，有個護士為他俯首祈禱，祈禱完以後，他感覺到有一種很沉靜，心比較安的感覺。他認為這是一個靈性的經驗，但卻沒有對這個體驗再說得更清楚一點。或許講得太明白，反而失去了靈性的原味了！

說實在，靈性是愈講就愈不是靈性了，這似乎是形而上的議題。但是不講，我們又無法互相交流。因此，靈性雖有這樣子的特質，不過活在人間，還是要試著把這個東西清楚說明才能和大家切磋、溝通。

如何定義靈性？

在第一個定義上，靈性是一個大於我們現在此刻的經驗。不管是我們此刻生活中一個的框架也好，或是界線（boundary）也好，靈性都大於這些的經驗，亦是遠大於個人久存的經驗。它常常不是我們能夠清楚定義的（outside of definition），沒有辦法把它解釋詳細，有時候愈解釋，反而愈陷在框架裡。所以基本上，它的涵義是種超越性，有「超過」的意涵，也可說某種本質超過我們目前現有的（something beyond oneself）。當我們在與大自然接觸的時候，或是在藝術創作的時候，可能會體驗到如此的靈性經驗，或是如德蘭修女（Teresa）在服務無家可歸的加爾各答窮困瀕死者時，也會有這樣的經驗。其類似真、善、美的感受，總之，似乎是個大於我們現在所擁有經驗的經驗。

第二個定義，是近似整合性和無限性的涵義。裡面比較帶有敬仰（reverence）跟全然（whole）的感覺，有點像佛家或是教會崇拜的那種經驗，如同佛家講莊嚴，類似敬仰那種感覺；教會的彌撒或是禮拜，有一種崇敬的內涵，也帶有這樣的靈性感受。我將由此出發，與大家分享靈性。

天主教在十六世紀成立的加爾默羅會，最近在紀念五百週年，曾出了大德蘭（Teresa of Avila）和十字若望（約翰）（John Cross）兩位聖人。在他們的靈修書上曾寫道：「靈魂是什麼？靈魂必須憑著不理解。」這意味著「愈講，愈用腦袋去思考，靈魂就消失了。」唯有憑著「不理解」（而非「理解」），捨棄能改變，可理解的領悟，才能走進天主，走進上帝或是神。換句話說，當我說「我理解神」的時候，則在此神信仰上，大概就失去對這個宗教的領會了。

所以，重要的還是經驗，因此當林信男教授分享他的靈性經驗，並沒有講很多諸如他是一位教授、做很多的藥理學以及神經學研究等等的事。反而講述靈性的經驗是其眼睛開刀時一次很深的感觸，覺得那個是他的靈性經驗，他不是從不是發表了幾篇論文，ＳＣＩ得到幾分來領略靈性。

從移情的觀點談靈性

接下來，我們要從心理治療的「移情」（transference）面向談靈性經驗。論及移情，要先說明一個動力式心理治療圖示（圖一），這是我綜合三十年經驗，把動力式心理治療圖示加上靈性的意涵。這是個有點太過人工化（artificial）的產物，在治療上，我們不完全都走這樣的模式。這個圖只是我試著把它做一個整合。但是討論動力式心理治療的時候，一定會談到移情，這也是本文的主題：我們是怎麼樣在移情的治療關係中經驗到靈性。

談到移情的話，我們一定要論及客體關係大師溫尼考特（Donald Winnicott）所提出的治療性「空間」（space）的概念。這個空間不是只由治療者所提供，更重要是治療師與個案如何共同創造出一個「過渡型的空間（transitional space）」。在這個空間裡，雙方共同形成彼此之間的過渡型

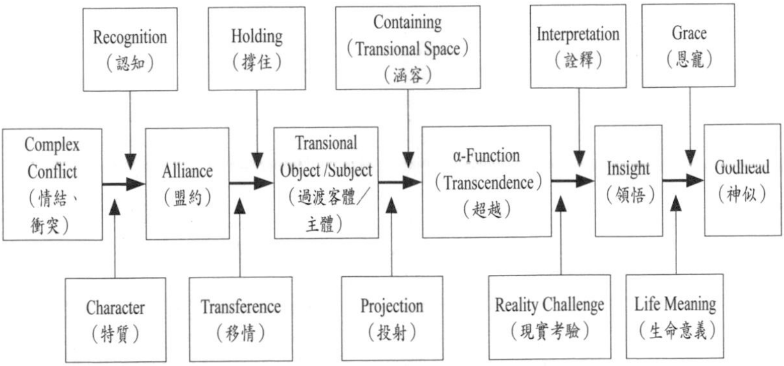

【圖一】動態式心理治療圖示

客體（transitional object），這個過渡型客體是動態的、會轉形的，如此一來我們才能逐漸朝向最後的超越性進展。如同精神分析理論家比昂（W. Bion）論述的，如何透過 α 功能（α-function），或是分析心理學創始者榮格談論的超越性功能（Transcendence function），才能產生改變。總而言之，移情在動力性心理治療是一個重要的機轉元素。

看電影可說雷同移情的體驗，我們人都生活在移情當中，沒有移情的話，生活可能太枯燥了，但是移情太多的話，又會讓我們脫離現實，生活在夢中。但不管如何，我們都會有移情，但我們需要超越移情。就像我有次在《等一個人咖啡》的電影文宣看到的文案，很有意思：「等待一個，能看見你與眾不同的，那一個人。」，英文名稱為 waiting for love（等待愛），等待那個能夠經驗到妳真的是獨特地（unique）的一個人。

不只是在情感裡有移情，在政治領域，也有相當多的移情，大家有沒有想過，許多人滿懷的熱情參與政治活動，這裡面其實就有相當多移情成分，這表示移情不是只有在愛（love）、情慾（erotic）的範疇才有。就如某位政治人物曾說：「大家不必將大陸什麼妖魔化或天使化」，這妖魔化或天使化本身就有政治上移情成分。又譬如有次我坐計程車，在車上沒多講話，只說去實踐大學，結果司機先生就問：「你在實踐大學教書嗎？」，我一時不知要怎麼回答，然後他說：「你是知識分子，我們要不要談談政治。」哇！他開始就發言了，其實那天我滿腦子在想演講要講什麼內容，結果他要跟我談政治。你可以看一早的時候，一位計程車司機要跟我談他對於台灣本土的、政治的種種情懷，這當中有很多他的激情，也可以說有一種移情在政治上，且相當地有熱情。

另個例子，是有一年的選舉，導演吳念真在選舉期間曾講「台灣什麼都要分藍綠，煩死了！」但是煩歸煩，我們卻又很容易被政治人物蒙騙下去，為什麼？因為他們激發情緒的極化，卻使我們政治情感「簡單化了」！移情就是這個被激發的極化情緒，它使我們走向偏執的單一化了！表面上我們很容易找到一個依歸、很快找到一個外在客體（object），然後就簡單的以此客體做為情感的出口，這就是移情。但就在這樣的簡單化過程裡，我們把整個情緒能量投入，自己也就容易在當中失落、迷失。

我們談到愛與情感，也談到政治，現在我們來談宗教。宗教裡面有沒有很多的移情？一定有，因為宗教就充滿了很多的熱情與激情。舉例來說，伊斯蘭國裡面就有宗教的色彩，有很多激情在裡面。在非治療的情境，我們的用詞不是移情，而是講情感轉移（displacement）。在二〇〇三年《國際精神分析學刊》，有篇文章提到佛洛伊德對宗教的定義，基本上是他個人經驗的投射（projection）論述。因為佛洛伊德曾分析自己早期與父親、母親的關係，在這當中，父親是比較嚴格的，與他的關係疏離。佛洛伊德講的宗教比較是西方的，如天主教、基督教。他說，宗教是個麻醉劑。

佛洛伊德有一部分是對的。仔細想想，我們有很多人去教會的，或是去廟會的，他們是迷信宗教嗎？還是真的是位有神修的人，擁有宗教經驗或靈性經驗？對於有靈性經驗的人，我們一定會有很多好奇或疑問？但對於某些真的有些靈性經驗的宗教信徒，宗教對他們來講可能就不是投射的、移情的情緒出口。不過，我也不覺得佛洛伊德講錯，只是他沒有講的完整，有一些宗教行為可能就只是移情，但有些不是。

到目前為止，我們已談了男女之間的關係、政治、宗教三項領域，都牽扯到一個議題，就是移情。這表示什麼？移情這種體會是普遍存於我們生活中的，就像我們的呼吸一樣，彌漫在我們生活的每個時刻以及每個地方。我們也就在這樣的氛圍裡面，永遠有看不完的電影，談不完的愛情故事、議論不完的政治以及說不清的宗教經驗。

因為移情基本上不是那麼理性，所以它衍生了許多議題，也產生強烈的熱情，這些東西都潛藏在人的意識底下，也就是在人的潛意識（unconsciousness）裡，難以察覺或發現。基本上我們的移情都是早期經驗的潛抑（repression）所留下來的情緒，它時常在我們的生活中無意識地不斷冒出來，好像在尋找什麼東西以解決內心講不出的某種不安，像是有個未完成的工作，仍在等待處理。移情是不是真的？如果不是真的話，那什麼是真的？如前所述，就是我們又需要移情，但是又不能迷失其中。

在關係中創造「空間」

再回到我們所談的重點，不管移情是怎麼回事，重要的是，它還是在談「關係」（relationship）。這關係當中，我們可以經驗到不同的「品質」（quality）。因此重要的是，不管移情是不是真的，它都脫離不了關係的議題。這是我想強調的第一個重點，要談靈性，談到宗教，就要談到「關係」。談到這個關係的時候，我們就要談一個「空間」。跟人談關係，我們一定會去想，這個人跟你的距離怎樣？遠或近？遠近，便是一個空間的概念。所以我們就用空間的概念，來討論關係。在此，我不使用這個「一般空間」（space），而用「寬廣空間」（spaciousness）的概念來進行論述。寬廣空間與一般空間的不同在於，寬廣空間表示這個空間還可以放大，而一般空間，就似乎是一個已經被框住的空間感。因此寬廣空間好像在空間上有更大、更寬的地方。

我試著從這個寬廣空間的觀念來談關係，史皮茲佛姆（M. Spitzform）二〇〇一年曾對其有蠻好的定義，他說，寬廣空間是開放的（open）、不黏著的（unbounded、unattached），套一句我們華人講的，沒有執著，不沾鍋，也帶著不沾染任何事物的含義。但它也是隨時都維持警醒和觀察的（remaining alert and observant），意即它雖然不沾染，但是對內在保持醒覺，這樣的定義就有靈性的氛圍在裡面了！史皮茲佛姆另外也說，寬廣空間是一個安靜的，寧靜的一個狀態。由此我們可知，論這寬廣空間，基本上跟談靈性是相近的。

佛洛伊德曾經談到，寬廣空間是種注意力的縈繞狀態（hovering attention），也就是說我們的注意力是在那邊徘徊、遊盪的，重點是沒有執著，是開放的，並沒有要聚定在某處。溫尼考特則提出過渡型空間（transitional space）的概念，這概念給我們一個很大的思維方向，就是空間概念的使用。他在談移情與反移情的時候，就提出靈性（Spirituality）這個名稱了。他說，過渡型空間基本上就是在創造移情和反移情的產生。

最後談到榮格，我覺得他很有創意，他提出「第三位存在」（third presence）的概念，意思是，我們在治療的時候，兩人在對話，但有第三者在，這第三位是什麼？姑且是上帝，或是靈性，或是其他可能，祂是一個蠻有創意的空間。從往後榮格談到靈性的種種，我們可以了解到他確實是曾有過相關的經驗或體會。這個「第三位存在」基本上是一種超越性，是跨過兩個人本有的一些界線，他是這個內向性（introversion）與外向性（extroversion）的關聯（relation），基本上來看是一種「關係」，我們講陰陽也好，或說個性比較內向、外向，這都是關係所創造出來的第三個空間（the third space）。這個讓我想到鄭玉英老師曾說，自發性（Spontaneity）就是上帝。因此榮格講的第三位存在，對我來說，就是上帝，就是靈性。

溫尼考特曾談到，母親跟嬰兒一直在創造關係空間，我們把它叫作「過渡型空間（transitional space）」，這給人什麼聯想？米開蘭基羅於西斯汀教堂的《創世紀》壁畫（圖二），在神與人間，那兩隻手指頭並沒有連在一起，隔著一個空隙。試想，那兩根手指頭勾在一起，和沒有勾在一起，你覺哪一個的空間比較大？所以溫尼考特的概念也是這樣，母親與嬰兒也是在彼此關係創造一個

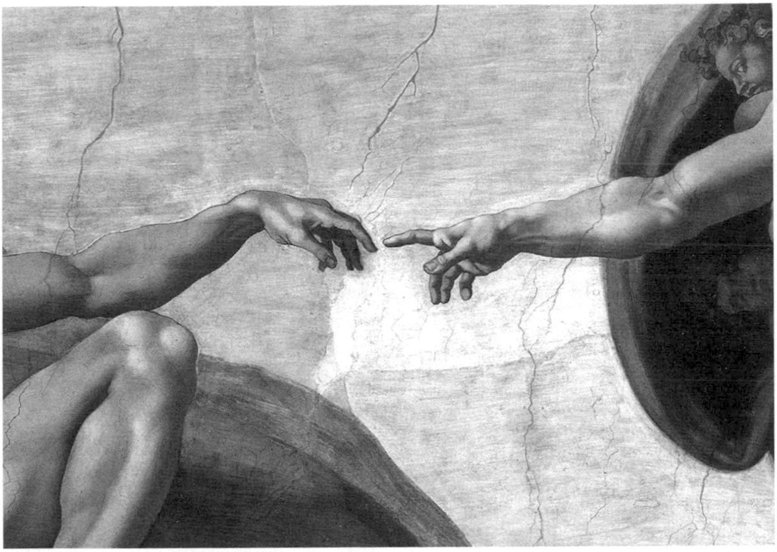

【圖二】米開蘭基羅於西斯汀教堂壁畫（局部）

空間，這個空間容許兩個人之間可都有一些投射，但這投射在「過渡型空間」裡面會產生一些質變，這可能就是溫尼考特講的移情和反移情的變化，而靈性的意義就在這裡面了。我看過一句話，講得蠻好的，它說：「生命不是在成長、變老當中失落，而是失落在不被關照的那些片刻；生命不是在年輕的時光被發現，而是被發現在所有被關照的片刻！」【註】。所以說，我們人都往前走，卻都沒有往高處走，有點這個意思；而「關照」（caring）在講的就是一個關係，就是產生一個關心之情。

移情的最難之處，在於治療的關係當中，個案產生投射，他的靈性要找一個出口，然後找了一個投射對象：治療者，治療關係於焉產生，此時治療者則要承受個案投射出來難忍的情感。那治療者應該怎麼去承接這投射出來的關係呢？這個投射出來的移情，對治療者是很大的挑戰，專業與非專業區分，某種程度上也就在這個時刻決定；專業者會去承接這投射過來的課題，這個不舒服的東西，他怎麼承接？怎麼消化？最後又怎麼讓個案有個重新開始的機會？其實相當挑戰兩人關係空間的寬和廣，尤其是個案怎麼樣重新再接收你發回的訊息，並產生改變？因此也可以說治療師的角色，對個案而言就是個貴人。

關係的承載能力

處理移情關係時，或是在任何的投射關係中，很重要的一個能力，就是「承載能力（bearing capacity）」。因此談到靈性，有兩個重點，第一個就是關係，本文所講的靈性比較定義在關係上面。但是，第二，這個關係要產生質變，它需要一個「承受能力」，談到這個承受能力，比昂講得蠻好的，就是涵容投射認同（containing projective identification）的能力。這種能力是怎麼樣的呢？身為治療師的人，對於這個投射來的情緒，要能夠阻擋（block），不能讓它無止境的在身上一直發酵，持續的影響著自己，然後治療師要能讓個案投射出的東西有所發展（developed），要使這個進來的素材有所轉形或改變，甚至要視這個發展的任務為一種責任（responsibility），這又牽涉到意義層面的東西了，下面會斷續論及。

在動力性心理治療裡談靈性經驗，關係和承載的能力是兩大重要的元素。我們談到反移情，設想怎麼樣以一己為器用，這個「器」是空間也好，或是一個容器也好，重要是能夠承載另一個人的種種。其實在與個案的關係中，治療師也會經驗到，不只是治療師承載著個案，個案有時候也承載了與治療師的關係。鄭玉英老師曾分享的「有時候做完治療以後，反而覺得更有活力、更輕鬆！」我覺得這代表，對治療者而言，他本身也經歷了質變，一種超越性的改變，感受到一股靈性的悸動，甚至好像有用不完的精力、活力。如果有如此的經驗，代表治療師與個案都曾承載過彼此令對方為難過的關係互動。

所以，在關係當中，把承載一個關係當作自己生命的一份責任，如此一來，靈性的體會就會非常豐富。因此溫尼考特講「過渡型空間」，就是指透過這樣的關係，產生新的經驗，這個發生的質變會帶來一個新的心理與靈性的可能性（the new psychological and spiritual possibilities）。而這可能性產生象徵性的功能（symbolic function），創造出神來；榮格講的第三位存在，就是說明此，也就是前述的「自發性」。第三位存在的發生，就是象徵性的功能所創造的。

什麼會影響到我們在寬廣空間上的困難？佛洛伊德認為這跟我們早期性的渴望有關；客體關係理論則主張，是我們與母親角色（mothering role）相連結的或真實、或想像的失落感；存在主義，譬如歐文·亞隆（Iwin. D. Yalom）提到兩種可能，一種人是永遠與人都疏離的（detached），另一種人是拚命要得到別人注意（attention）的，這兩種人沒有辦法與人建立合宜的寬廣空間，與人的關係不是長遠疏離，就是不斷追求關注。

治療關係中的靈性的實踐

所以，在靈性的實踐（spiritual practice）方面，我們要做到什麼以發展靈性呢？首先，我們與個案的關係，不要無法塑造一個安全的環境（context）。若移情與反移情的糾結太容易讓我們找到出口，那可能只是為難忍的糾結情緒得以宣洩而誤認的作為，雖治療師自覺已很清楚看到，但它是不是一個真正的安全環境，還需要繼續檢視。因此，怎樣能夠除去反移情所帶來的誤認安全感，並不是件容易的課題。

其次，我們要很開放的去面對我還不知道的種種。比昂在一篇很短的文章中有一段話：「不要去記得，也不要去設計」（no memory,no design）。他提到執行治療的時候，事先有留存的記憶，有預備的做法，可能對治療師來講是有安全感的，但這種安全感會限制治療師創造一個不一樣的空間。換言之，如此自發性就無法發生了。所以，要有一種「不要知道」（not know），「不要企圖控制」（not try to control）的精神，否則治療關係發展會太快被框住。

最後談談宗教，《聖經》有一段故事。耶穌曾問一個法學士說：「經書上記載著，上帝給人最大的誡命是甚麼？」他答說：「你應當全心、全靈、全意的愛你的上主。」這是第一個誡命；第二個誡命是「愛近人如你自己」。我們天天都講愛，常在宣傳單張看到「愛與和解，愛是宇宙間最大的療癒力」，他已把宗教的訓誨用在治療的立論裡面；那到底愛是什麼？在《若望（約翰）福音》也記載，「上帝就是愛」。

對於愛，可以與本文所談的作結合，成為結論。我覺得靈性，尤其在我們談動力式心理治療的關係當中，第一，是「關係」的發生；第二，我們怎麼去「承載」這樣的移情關係，使這些移情能夠化成一個助力，促使對雙方——治療者與個案都產生改變，這就是靈性了。

就如米開蘭基羅的壁畫作品，何不想想，為什麼他在神和人的手相接處留一個「空間」？因為這個空間，我們對神會產生許多的幻想。從某一個角度講，也符合佛洛伊德論述的，宗教是一種移情的東西，但從另外一方面來講，宗教也讓我們有很多成長，使我們靈性的空間逐漸拓寬與增廣，或許這樣一來，我們與神就更近似了。

靈性的本質，要怎麼去闡述會更正確？我一直愈想，就愈想不透！後來我在參加聖誕點燈儀式時，燈剎那亮時，突然一陣悸動：「啊，祂在！」

【註】此段話原文為"Life is not lost in growing old. Life is lost in all the small, uncaring moments. Life is not found in being young. Life is found in all the small, caring moments."

張達人

天主教仁慈醫院院長；美國約翰霍浦金斯大學衛生政策與管理碩士。曾任行政院衛生署草屯療養院、玉里醫院、嘉南療養院院長，天主教康泰醫療教育基金會董事長。專長為焦慮症、憂鬱症、重大精神病之診療、個別及團體心理治療、社區精神醫療、精神醫療政策與醫院管理等。

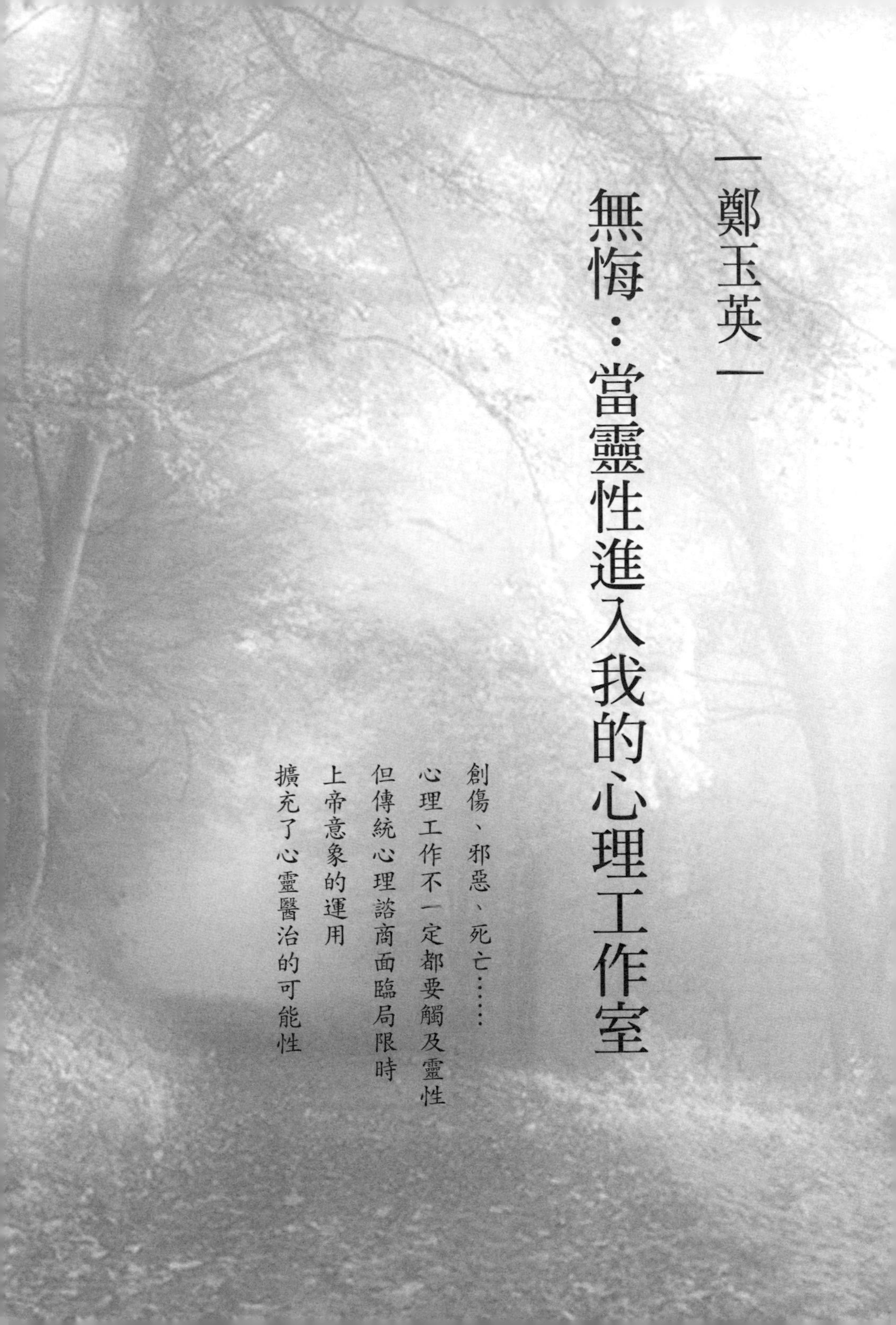

—鄭玉英—

無悔：當靈性進入我的心理工作室

創傷、邪惡、死亡……
心理工作不一定都要觸及靈性
但傳統心理諮商面臨局限時
上帝意象的運用
擴充了心靈醫治的可能性

我從小一直在天主教的氛圍中成長，且受到豐厚的靈修薰陶。但在一九九九年以前，我的信仰、靈修跟我的心理諮商工作是完全獨立的兩碼事。信仰、靈修帶來的生命翻轉，和開始跟心理工作掛鉤，是受到王敬弘神父影響。

初次驚艷

一九九九年春天，一個兩天工作坊裡，王神父架構清晰地介紹了心靈醫治（或稱內在醫治）的服事方式，我們共十一個成員參加學習。我正如參加任何專業訓練一般，聽講解、看示範、親操練。不同的是我在其間經驗到超自然的效果和力量。我知道，這不只是心理學，跟心理諮商不一樣。我曉得這兩天所學的內容，有另一層次的力量和影響，這是我首次驚艷於靈性的治癒力量。這在一方面對我原先的信仰有了一大步擴充，一方面則為我的心理工作開闢與靈性相遇的先河。

工作坊之後，我正興致勃勃地準備深入學習，不料四天之後，王神父竟然去世了，留給我初學的熱情和無邊的困惑。於是，我只好尋找其他學習管道，從天主教找到基督教，從實務工作找到陳秉華老師的研究室。並在那兩、三年中持續進行這樣的服事，累積不少經驗。有幸陪著當事人在創傷經驗中接觸到上帝的愛和眼光，並受到正面的影響，我多半相當感動。

在初期的心靈醫治工作中，我也多次在基督徒的專業同道之間實施練習，也是驚艷頻頻。例如，有合作多年、相知很深的理性專業夥伴會在讀幾句禱詞時忽然泣不成聲；還有一位精神科醫師友人在我簡短的服事過程中，腦海出現一個心像而忽然飆淚。事後探問，他們的分享都類似：瞬間被了解的震撼，感受到被愛碰觸、經驗神聖氣氛的那種感動。

助人專業同道的反應，當然也鼓勵了我繼續向前。

上帝意象與創傷記憶的醫治

基於心靈醫治的個案經驗，以及跟陳秉華老師合作上帝意象的研究的相關文獻探討，我從客體關係理論的文獻中理解到，具有「上帝客體」的人生裡，有一種平安的豐盛和有助心理衛生的因子。從累積的實務經驗和研究中也發現，當事人創傷記憶的處理中若有「上帝意象」介入，會有一些直接而快速的獨特療效。

我把焦點集中在創傷記憶的醫治，累積的案例不勝枚舉。例如一位朋友，她有一個幼兒時的經驗是父母吵架時，負氣將她丟在孤兒院之類機構門口，直到一段時間之後，才有親戚來領她回家。那一個人蹲在門口哭泣等待的時刻，是個難忘的創傷，彷彿也非常漫長。在我為她工作時，她腦海出現一個圖像：耶穌蹲在地上跟她一起等，還有一隻可愛小狗在身旁。這樣畫面在腦海中出現，又重新存檔，補充了原先畫面。

記得有一位年輕男士，在我陪伴他安靜片刻時，一段國中時的回憶跳了出來：國中老師多次要他伏在講台上，鞭打臀部，同學跟著數數，只因成績未達標。他並不想在諮商中談起的這一段不堪往事，卻在安靜中不經意地浮現。

接著，他閉著眼睛描述腦海中心像變化：「耶穌飄了過來！」

「飄？」我問。

他說：「我在圖像中看到耶穌飄著來了，覆蓋在我挨打的身上，隨著眾人的數數，祂潔白的衣衫滲出血跡。」

然後，他說：「耶穌跟我一起飛起來，在校園上空盤旋翱翔。」他落淚，我也落淚了。目前這位先生是一位神職人員。

還有一位小時遭受家內熟人性侵的女孩，在諮商過程中重回兒時的家，見到那位接受父母照顧卻欺負她的長輩。耶穌來了，進入腦海中的畫面。出乎意外地，耶穌二話不說，就一個耳光揮過去。這不太可能是出自一直自慚形穢又害怕面對過去的她。

下一幕，腦海中出現的是一個小女孩赤裸走在陽光溫暖的花園裡。耶穌來了，蹲下擁抱她。她說可以感受那雪白亞麻衣衫的質感。原本覺得羞恥骯髒的身體似乎恢復美好，這是這位女孩多次諮商中的一環。結案之前，當事人幾經思考，終於決定要跟母親協同諮商一次。當女兒全盤托出了兒時秘密，母親終於全然明白了這個女兒之所以難以被了解的一切根源。淚眼相向中，母親向女兒道歉，而這也加深了療癒。最後，這女孩決定專程去一趟那位施虐者長輩居住的安養中心，去對他說了一句：「以前你在我身上做的是錯的！」我們的諮商畫上句點。現在她已經結婚，有兒有女，是一位非常享受與孩子相處的母親。

在心靈醫治的祈禱服事中處理創傷記憶的案例，多半是在回顧某個早期的創傷記憶時，心靈眼睛「看到」當時的場景中有耶穌進入，在意想不到的反應中，當事人經驗到難以言傳的憐憫、慈愛和另類眼光，重新看待自己和創傷事件。這些經驗令我神往，隨手捻來，還可以說上二十個。

死亡議題

死亡，是超過心理學範疇的靈性議題。

有一個曾在十年前接受心理諮商的案主，在五十幾歲時罹患癌症，又經復發。在這過程中，我們從心理層面的服務擴充到靈性層面，她曾抱怨所屬教會無法提供自己所需幫助，所以重回我們諮商中心的信仰小團體，跟著團體一起成長。

隨著病情加重，她必須面對死亡，捨下兩個剛剛畢業的女兒和深情的丈夫。我們交談著所知的死後生命。她住進安寧病房後，我們還曾多次探訪、提供床邊服務。在她去世前一週，我去探視她，見她雖頭髮脫落稀疏，卻容光煥發、精神奕奕，家人則陪伴在側。我直覺地帶去一首年輕時的歌曲CD和歌譜，沒想到她竟然也熟悉這首歌，於是我們一起坐在床沿合唱年輕時的夢想。她堅持要手持花束合照，而我心中覺得彷彿是死前道別，完全看見心理成熟、信仰堅定、生死信念又清晰的她在臨終時所帶出來的穩定力量。幾天後，我們的一位團隊夥伴再度訪視，並祈禱服事，她首度在心像中見到光耀的耶穌，她非常、非常喜悅，並說：「今天是我的畢業典禮。」當天晚上，她安然去世。六個月後我們舉辦團體追思，她的家人都來了。平靜安詳，交換著眼淚、思念和濃厚的愛。

好友美美（化名）經過漫長痛苦化療，怎麼也捨不下摯愛的自閉症兒子。她跟我說：「玉英，我一點都不怕死，我完全知道我死了，今天就會在天父懷裡，我怕的是痛，更怕我走了，小傑（化名）沒辦法明白呀！這傻孩子三十幾年來跟著我，我消失了，他怎麼理解呀？」

說得也是呀！他們夫妻倆育有兩個孩子，一個亭亭玉立的大女兒已經自立，不須要擔心。一個就是小傑了，他們夫妻倆把小傑調理得很好，生活自理，喜歡音樂自己彈琴，語言發展很有限，上教堂會用重複的語言跟人打招呼、握手。跟美美夫妻倆住在一起，小傑表現平穩規律。是呀，這怎麼辦哪？

我到她家裡服事多次，諮商祈禱。美美有一次描述她的心像：「我划著船，船上有耶穌，我覺得好累、好累，好想上岸了，就划到岸邊，上了岸，忽然又覺得不妥，轉身再回到船上……」

我心想：「唉，生死兩難哪。」

她接著描述她的心像，說：「我發現岸上有耶穌站著，船上也有耶穌坐在船尾，我把被子鋪平了，就在船上躺下來，順流而下。」

哇！好一個超越生死，生死兩可的局面呀。

也有一次，她表達了為先生的一件過往事情受傷不悅。先生默默聽了，接受了美美的憤怒，兩人也真誠和好。

她愈來愈衰弱，我去看她時，多半只是唱歌或安靜握她的手，也悄悄為小傑祈禱。最後階段，她的先生告訴我，她腦子裡長滿了腫瘤，但卻一點也不覺得疼痛，醫生也稱奇。我忽然想起她曾說的怕痛。

最後，她在一個午後離去，孩子的舅舅和舅媽牽著小傑目睹了媽媽蓋上白布推走。當天晚上美美的先生帶著兩個孩子回到自己家中，心中盤算著要怎樣對小傑說明。忽然，小傑聲音清朗的說：「媽媽死了，爸爸，姊姊還活著。」死亡是屬靈的，這自閉孩子靈裡都明白。他們的故事還有美好的後續，但我就先停在這裡了。

心理劇中的上帝景與超自然氛圍

在我和王行（編按：心理學博士，現為東吳大學社工學系教授）經營返樸歸真心理工作室的近十年裡面，我們做了許多次心理劇工作坊。上帝景當然常有機會出現。在我對靈性處遇還沒太清晰概念的時候，也就把它當成一個心理劇的技巧使用。一個印象深刻的事情是王行常常在上帝景時感動莫名，好像是「真的」一樣。我問過他：「怎麼了？」他也說不出個所以然，似乎人變傻了，有時還會落淚。我還跟他開玩笑：「喂，兄弟，還沒下班，回神哪！」

我現在回想，其實似乎是一種神聖的氛圍讓王行感動。靈性經驗有時會讓人有一種敬畏之心。最近我讀到與超自然有關的文字：基督教有名的C・S・路易斯（C.S. Lewis）引用神學家魯道夫・奧托（Rudolf Otto）的觀點，對超自然經驗（numinous experience）有一個描述：倘若你被告知隔壁房間有一隻老虎，你可能知道自己身處危險而覺得害怕。然而，如果你被告知隔壁有鬼，你會恐怖顫慄，那是一種不同的害怕，並非基於知道危險或知道鬼會對你做什麼，而只因那是鬼。這一種詭譎神祕引發的恐怖感，已經碰到超自然的邊了。現在，假設你被告知此刻偉大的真神臨在，你的感覺不會是害怕危險，也不會是恐怖顫慄，而會有深刻的驚歎和自覺渺小，一種自覺不配而想要俯伏在地的敬畏。

我想心理劇場可能充滿靈性，上帝景有可能引發超自然經驗。

我想起一位劇中主角，在民間信仰背景中生長。車禍傷腿，身世坎坷，父不詳，是母親受迫於外婆，在風月場合打滾歲月所懷孕。母親必須重操舊業，將她交給外婆養育，外婆對她極盡虐待，母親偶爾探訪，為她洗澡時，對著她身上傷痕默默落淚，已經是最大安慰。

她在劇中哀鳴：「你們能給我什麼？能給我一個父親嗎？」「不能，但是妳可以告訴天父妳的哀傷和憤怒。」她在情緒宣洩之後，一股清明神情中，角色互換扮演天主，對自己的替身說：「我看到妳受苦，我知道妳善良……」弄不清楚後來是有怎樣的機轉，她的靈魂似乎有其震動，而我相信，是神在動工。一、兩年後，我聽說她在修女帶領下受洗，餘生安詳找到屬靈的家。我們現在仍有來往。

屬靈心理學的概念建構

在多年實作心靈醫治和心理諮商之餘，我也逐漸建構出自己心中相信的屬靈心理學。過去所受的養成教育和專業訓練，是立基於心理學所描述的人格發展、病理（偏差因子）、治療機轉，但在那些之外，另有一個屬靈的層面，像是平行地，也在描述、說明著這些基本概念，而相得益彰。

一九九九年之後的幾年，我開始帶著心理人的檢視眼光學習內在醫治，不想錯過任何國內、外的學習機會。記得第一次上英國愛流（Ellel）團隊來台講授的情緒醫治課程，休息的時候，我忍不住打電話給同事，說：「喂，趕快來呀，這課程簡直就是一部屬靈心理學，根本就是用信仰、靈修說出了我們的專業。」是的，那就是我當時的感覺！畢生所愛的心理輔導和自小接觸的基督信仰、靈修醫治相遇了。二〇一一年，林瑜琳博士的《神人之問：三一原型教牧諮商之人論與應用》出版，用全然的《聖經》語言述說了一套心理諮商。我在她成書過程中，為了一探心理學和基督信仰之間所交流的語言概念，三次邀請她演講，收獲甚豐。

靈性層次的概念和名詞雖不及心理學的細緻，但是多了天人觀、創造論、生死觀、罪與惡、救贖和恩典的討論。似乎比心理學和心理治療更說明了一些現象。兩方面可以相得益彰，互有擴充。

在這十幾年當中，我也將一些屬靈的概念融入心理諮商的實作。有神的人生觀擴充了心理諮商或互相呼應。諸如：

《聖經》上的情緒觀：「喜樂是好的，人應該要喜樂。」「憤怒有其空間，但是要節制，不要過度憤怒引入黑暗，給魔鬼留下了介入機會。」「要有同理心，與哀傷的人同哀傷，與喜樂的人同喜樂。」「唯一不好的情緒是恐懼害怕，那裡面往往藏著謊言仇敵魔鬼的最喜歡。」「父母對孩子要出於愛，不要出於擔心害怕。」

《聖經》上說：「人要離開父母依附妻子，兩人結成一體。」這給分化理論提出強力佐證。

「萬事互相效力，叫愛神的人得益處。」這讓人有彈性另類思考，甚至用悖論（paradoxical）眼光看身邊事情，能從狹隘價值觀和鑽牛角尖的習慣中脫出。

「要天天背自己十字架來跟隨主。」注意是自己的，不是別人的十字架，這呼應了自我界限。

「既然有至高上帝，人還有啥好自戀？要努力謙卑，同時不需自卑。」當事人若能看到自己是天父兒女的尊貴和身份，常常有助於走出原生家庭的束縛和傷害。

由邪惡切入的心理治療

史考特・派克（Scott Peck）的著作深得我心，他是精神醫學專家，跨宗派的基督徒，四十歲時寫了膾炙人口的《心靈地圖：追求愛與成長之路》（*The Road Less Traveled: A New Psychology of Love, Traditional Values, and Spiritual Growth*），六十歲以後又寫了一些將靈性議題帶入心理治療的書，從中可以探見二十年中他個人的思想發展漸進歷程。

我很喜歡他所說：「人怎麼會患病，有跡可循，有病理學描述。至於人怎麼會康復，往往難以說清，因為每一個康復當中都有一個奇蹟。」

他的書中，我認為《邪惡心理學：真實面對謊言的本質》（*People of the Lie*，編按：新版中譯本為《說謊之徒：真實面對謊言的本質》）是最精彩一本，擲地鏗鏘有聲。寫出他從科學心理治療出發擴充到靈性領域過程中的努力和掙扎，也看出他將信仰觀點聯合運用在心理治療上，還有立足在醫學、研究、教會之間試圖引發交談的困難。在發展自己的靈性處遇過程中，我從他書中得到很多共鳴和鼓舞。

派克大膽直擊邪惡議題，提出是否有魔鬼存在的疑問，答案當然是肯定的。因此，他把心理治療的靈性處遇推到極致高度和嚴肅端點。

派克甚至親自觀察案主的釋放服事（是一種小型驅魔服務），並以其專業經驗審視之，而對趨魔釋放的服務予以相當的尊敬。如同他書中所說：「如非親眼所見，絕不會相信這工作的效果。」針對兩位經過釋放祈禱和精神分析之後回復正常生活的病人，他說：「如不是釋放祈禱服事小組的努力，這兩位嚴重病人應該已經不復存活。」

派克的病理討論涉及靈魂，他的案例同時牽涉到多重人格、深度解離和魔鬼侵擾的議題。對於他勇敢開放地立於醫學臨床、學術研究、教會人士、驅魔服事小組之間的交談，我不敢說共鳴，至少很看得懂，書中彷彿說了許多我想說的。

派克在惡魔之外，還提到邪惡的人。治療師一般不會將案主視為惡人。派克則認為，惡人是自以為義、惡性自戀、剛愎自用的人。他舉出一些個案，由邪惡角度切入人性和家庭，認為邪惡常起自、或隱於家庭。他也追究到邪惡的根源和本質，還對惡魔、邪靈、惡人、罪人加以描述和探討。他說：「無罪之人罪無可赦。」讓我想起《家庭會傷人：自我重生的新契機》（*Bradshaw On: The Family — A Revolutionary Way of Self-Discovery*）的作者約翰・布雷蕭（John Bradshaw）所說：「父母把自身羞愧感丟給小孩，而使自身成為沒有羞愧的無恥之徒（shameless people）。」兩者似有異曲同工之處。

我從未將任何人視之為惡。我相信人的邪惡面貌和作為，仍是創傷之後遺。而教育、心理治療和心靈醫治的工作可以療癒創傷，舒緩其惡或預防人陷入邪惡。

派克的《邪惡心理學》讓我們更認清人性和世上有邪惡的事實，但他也堅定指出「不斷把注意力放在邪惡往往有害無益。一心對抗魔鬼絕不會使世界更好，對自己也是危險。」我完全同意這種看法。出於愛、追求善、接近神，才是正路，而我們的心理工作有機會防止人被邪惡控制，甚有價值。

在《邪惡心理學》裡面，我們認識了講求是非黑白脫離價值中立的堅持的心理治療，以及不同於傳統的罪惡感處理態度。不盡然是消除罪惡感讓案主感覺良好，而是發覺和肯定了認罪與內疚的健康因子，體認了謙卑、順服乃是免於邪惡的必須。在諮商中，要為羞愧感等倫理情緒保留足夠空間。邪惡的存在提醒我們紀律、良心、道德與倫理。邪惡的概念也有一些應用於我的個案工作中。諸如：

一、藉屬靈分辨，脫出自殺魔音

我記得有一位擔任教職的母親，坐進諮商室就泣不成聲，說：「我要自殺，但我的孩子尚未成年，為他保的保險費也無法繳清了……」

「那麼，妳為什麼要死，不繼續活著陪伴孩子長大成人呢？」

「我不知道，就是有一個必須要自殺的推動在內心裡，我要死了……」

經過評估，她的憂鬱指數偏低，生活狀況尚可，教學勘稱順利，新近也沒有特別壓力事件。於是，我運用天主教靈修中「神類分辨」（discernment）的方法幫助當事人。我在黑板上清楚寫下：「善神，惡神，自己（聖靈，邪靈，自己）」然後問她：「妳分辨一下，妳相信這要去自殺的聲音是出於這三者中哪一個的推動？」

她說：「不可能是善神，應該是自己或惡神。」

我接著寫下英文「evil」（邪惡），指出字母排列正好跟「live」（生命）相反，我說：「這看似文字遊戲，卻也是事實，有一種邪惡的力量，反對生命，不祝福美好人生，只希望妳死得很慘，對此妳認為如何？」

她安靜下來，回去之後當然沒有自殺。

我很驚訝，畢竟我和她並沒有建立深入的諮商關係，就在單次諮商中用這種看似警世之詞或危言聳聽的講法，卻非常奏效。這位老師在一、兩年後帶著女兒受洗成為基督徒，結緣之初是一次自殺念頭和有神觀點的靈性處遇。

類似的方法，我多次運用於有自殺念頭的案主，當事人常能得到儆醒，懸崖勒馬。有一位丈夫外遇、心情悲苦、多次自殺的中年太太後來跟我說：「我知道了啦，那是魔音穿腦，我不要讓魔鬼佔了便宜啦！」

二、邪惡電台比喻的外化技巧

「敘事治療與社區工作」諮商學派的創立者麥克・懷特（Michael White，編按：著有《故事・

知識・權力：敘事治療的力量》等書）的外在化（externalize）是好用技巧，其核心是將人和問題分開。這些值得外化的，可能是一個扭曲的心思意念、一個無止無休的自責、一個自己嚇自己的謊言、一個病態標籤。加上屬靈意義時，它們也可以視為值得驅趕的邪靈或邪念。

一位憂鬱症緊急發作，短期住院，剛剛出院的女孩，腦海中滿是這類絆著她的聲音，藥物能提高腦內血清素，卻不能改變思想內容，這些思想有力量將她再捲回醫院。

我用邪惡電台為譬喻，協助她將之外在化。加上「邪惡」二字，隱喻了應該驅除、那不屬於她、值得用美善的內容來取代，或是帶上耳機改聽充滿聖潔和希望的音樂歌曲等意念。每次有這類想法湧出時，她都練習將之都視為邪惡電台，以此處理這些想法，她用自由意志選擇光明，又在家人明智支持之下，漸漸走出憂鬱，重回職場。

三、認知治療與心思戰場

認知治療著眼於將當事人扭曲的非理性思想加以調整。在靈性層面上，有人稱之為屬靈爭戰中的「營壘」，意思是人的固著思想中常常充滿自我欺騙，例如自己嚇自己而恐懼，許多習慣性的負面心態和內在語言，使得當事人無法活出健康的人生。

在人的謬誤思想與魔鬼的謊言間，有一種加成效果的動力，使當事人愈發偏差。早在西元三百年間，就有靈修導師提出七罪宗，就是七種容易引發犯罪的心態或思緒，例如驕傲、虛榮、貪婪、縱慾、縱情、懶惰、暴怒等。沙漠教父伊域格屈（Evagrius of Pontus）還提出邪惡思想（evil thought）的概念，認為這些心思意念會與邪靈（evil spirit）之間產生動力：人自己的邪念，會跟相關的邪靈裡應外合。魔鬼是誘惑者（讓人為惡不自覺）、控訴者（讓人自責沮喪）和說謊者（施放謊言在人心思意念中使人偏差）。因此屬靈爭戰的戰場是發生在人的心思意念中，這對心理治療中的認知治療，引發了從知性到靈性的擴充。

我的工作原則

自一九九九年以來，靈性議題進入我的諮商室和工作理念，我閱讀有關著作，在其中消化心理和靈性的治療因子。親炙加拿大多倫多醫治學校的教師，親訪以超自然醫治著名的加州雷丁市。參與教牧諮商研討，也在靈修傳統中尋找呼應之處。一方面加入這些信仰靈性因子，一方面又不想失去心理諮商的獨立空間位置。

因為基督宗教一神論的特色，所以在服務對象上是要有所考量的。在告知上面力求清晰透明，對當事人要進行靈性評估，就是要了解當事人的信仰和靈性狀況，並且須配合當事人的認識與自由意志來進行。

例如剛才提過的死亡議題。死後生命其實無人可以完整獲知，完全關乎個人信仰。因此要了解當事人，確定他的死亡認知。基督徒相信死後可於天堂再見面，甚至在喪禮中唱著「相約在主裡」。天主教更相信，為亡者做彌撒有助於往生的靈魂。對天主教的朋友，我會關心他是否在信仰上得到資源；遇到新教的基督徒，我會擴充一些為已亡親友的祈禱。這樣的觀點和靈性處遇，對流產及喪親輔導有其著力之處。基督徒的原則是不「交鬼」，就是不跟已亡者直接聯繫，除非是透過死而復活、超越生死的耶穌基督。這方面，我擁有我的敏感和界限。

對基督徒，當然可以比較自由進行心理和靈性結合。對擁有不同的信仰的案主，我或做純心理學的處遇，或在少數情況下進行「交談」。所謂的交談，是在不同信仰之間進行尊重差異的對話和對照。

我想起一位新近喪母、思念萬分的大學女生，她是佛教徒。有一次諮商中她說：「埃及人有個千年執著」，當我聽出她一方面批評其為執著，一方面也羨慕著與亡者的聯結，更深深懷著對母親的思念不捨時，我就跟她展開了一些交談。我一點都不想擾亂她的信仰，但是一邊陪她思念慈母，一邊交談多種死亡觀點，仍是可行的。我認為越清楚自身的立場、越尊重差異，越能交談。

最後，雖說心理工作中不一定要有靈性介入，純心理學對人類也非常有貢獻。甚至，或許有人會質疑，太著眼於靈性會不會沖淡了心理專業？仰仗靈性力量會不會荒忽諮商技巧？的確，這些都是值得思考的。不過，縱使如此，對於將靈性經驗加入心理工作中，我真的無悔。

鄭玉英

資深諮商心理師，反璞歸真心理工作室創辦人、懷仁全人發展中心專業督導。台灣師範大學心理輔導博士，曾任懷仁全人發展中心主任、輔仁大學社會工作學系兼任教授。專長婚姻輔導、家族治療、家庭重塑等領域之諮商工作。

—梁信惠—

沙盤裡的神聖：基督信仰與心理治療

人說「一沙一世界」
她則屢屢在沙的世界經驗療癒與神聖

在台灣推動沙遊治療
是神給予她的愛與使命
與個案、與同好、與大師的交會
是她最珍貴的豐盈

從美國回台灣已四年多了。還沒回來之前，本來想，在美國法庭當了三十年的臨床心理師而退休，該可以回台灣享享清福吧！

不對，上帝似乎另有祂的安排。我問祂：「上帝，你要我回台灣做什麼？是傳福音嗎？或者是把我在美國學的專業知識，技巧帶回來分享？」慢慢地，我就察覺到台灣對於我這專業領域的需求遠遠超過我的想像。想到《布衣神僕》一書中所提的，在你工作崗位上，榮耀上帝。我也就義無反顧一頭就栽入專業領域工作，而心中也蠻坦然的。

感謝上帝，祂讓我在這人生秋天的階段，活得蠻精彩的，退休後的工作比退休前還忙。在職場上，最主要的工作是在台灣各地教導專業人士如何做更好的診斷、心理治療、心理諮商輔導。工作上雖充滿挑戰，卻也深深體會到神的祝福。

——引自二〇〇四年三月二十七日於和平教會的見證文

我以《聖經．約翰福音》八章十二節來開頭。

耶穌說：「我是世界的光，跟從我的，就不在黑暗裡行走，必要得著生命的光。」這經節讓我想起在榮格學說理論中常提到的鍊金術（Alchemy）。鍊金術裡有一現象，稱為「mortificatio」，以及另一現象，叫做「nigredo」。Mortificatio 意指死亡，nigredo 則是在黑暗中。我們如果沒有好好地整理自己的人生，有時便會突然掉入黑暗中，這在進行沙遊治療時可以看見——被治療者與自己的陰影接觸，會感到黑暗無助，甚至是進入仿如死亡的境界。一位著名榮格分析師艾丁格（Edward F. Edinger）說過，我們做心理治療的人常常是在黑暗的痛苦中掙扎，而在最後會為病人帶來痊癒與亮光。耶穌所說的「我是世界的光，跟從我的，就不在黑暗裡行走，必要得著生命的光」，常成為我這心理治療師的安慰，也成為替個案禱告的動力。

沙遊世界的神聖現象

簡單介紹沙遊治療。《沙遊治療：通往心靈之路》（*Sandplay: A Psychotherapeutic Approach to the Psyche*）是沙遊創始者，瑞士的 Dora Kalff 所寫的一本書，根據 Dora Kalff 的看法，沙遊治療是藉由捏塑沙箱中的沙、排列小物件，使個案有機會營造一個與他內心相呼應的世界，透過自由與創意的玩耍，使潛意識的過程在這個三度空間的形式中變得清晰，而圖像的世界也相當於夢境的世界，或者是夢境的經驗。透過這樣的方式，一連串的影像逐漸成形，榮格所描述的個體化或自性化的過程會被刺激出來而逐漸成熟。榮格理論是沙遊治療的一個根基，根據 Martin Kalff——Dora Kalff 的兒子，一位榮格分析師與沙遊治療師——沙遊治療有三個根基，除了榮格理論外，另外兩個根基是 Margret Lowenfeld 的 World Technique，與我們東方的哲理或禪學。

在此我們先談 Margret Lowenfeld 對 Dora Kalff 的影響。Dr. Lowenfeld，原是英國的一位小兒科醫師，但後來因認為小孩子有許多疾病都和跟精神相關，轉而成為小兒精神科醫師。在進行治療的時候，她發現小孩子往往將小物件拿到沙箱裡排列，從而建造他們的世界，透過這樣的方式表達、處理內心的問題。Dora Kalff 到英國向她學習這項治療技術，為時一年。在這之前，Dora Kalff 與榮格及夫人璦瑪曾學習榮格分析理論，並為自己進行心理分析，為時六年。另外，她對東方的哲理頗有興趣，曾在日本一座寺廟居住，學禪宗。更有甚者，他與達賴喇嘛及其下屬有深入的接觸。在這樣的追尋與學習歷程之後，DoraKalff 將榮格分析理論、Lowenfeld 的 World Technique 以及東方禪宗這三者融會貫通，創造出專屬她的「沙遊治療」。

關於靈性與宗教，張達人院長已做過定義（詳前文），而我的一位朋友，Dr. Alexander von Gondard，德國的兒童精神科醫師，在國際沙遊學會年會演講時也下過與張院長所說的相關且很雷同的定義。Dr. von Gondard 認為，靈性是人的內在需求及特質，促使人想要達到超個人之超越，以尋求神聖、生命的意義、關係與連結。換句話說，我們的內在有一股力量，想要去連結到神聖的、與人及神的關係，並且尋求生命的意義，臻於超越，那就稱為靈性。而他認為宗教則是：帶有結構性的，並具備一些機構，且有暨定的神學與儀式。

Dr. von Gondard 認為靈性與神聖（numinous）兩個名詞是相通且類似的。他還提到榮格說的一句話【註一】：「我的興趣並不是一定要去治療病人的神經病，事實上是，在進行治療時，如果患者經歷了神聖的經驗，他就會從那個被咒詛的精神症狀中解脫出來。」因此達到超自然或神聖的經驗，是治療中很重要的轉捩點。

神聖的現象在沙遊治療中時常出現，以下我將沙遊大師對這方面的經驗與大家分享。Kay Bradway，我認識多年的美國沙遊大師，她很長壽，活到一百〇二歲。她一百歲的時候還寫書出版，是一位很值得敬佩的老師。Lucia Chambers 也是一位在美國很受尊敬的沙遊大師。另外，Maria Ellen Chiaia，我們曾於兩年前請她來台灣教導沙遊治療。她們三位老師共同著作一本書，我簡稱它是「沙遊三聲」（書名原文是 "*Sandplay in Three Voices: Images, Relationships and the Numinous*"）。其中第二十九章〈三人談神聖現象〉（Numinous trialogue），三位老師都同意，如果一個人很認真地進行個人的深度沙遊治療，他們一定會在沙盤中進入神聖的經驗。Maria Chiaia

就認為，沙遊治療的整個經驗就是一個神聖的經驗。這與三個因素相關，就是當我們進行沙遊治療時，就會連結到靜默，連結到治療師，最後連結到沙盤所帶出來的意象；這三個因素會讓我們進入神聖的經驗。【註二】

Maria 又說：「當我們在做個人過程或分析時，會進入一個靈魂的黑夜；我們需要和神聖與靈連結，我們才可能繼續走下去。沙遊治療及治療師會提供這個空間，並提供一個機會給我們。」【註三】在沙遊治療中，我們會談空間（space）；在這個沙遊空間裡，你可以自由玩耍，可以發揮創意去探索心靈的黑暗面，並可能進到神聖的經驗。

Lucia Chambers 與 Kay Bradway 在這本「沙遊三聲」的書裡講到一件事；亦即榮格很喜歡雕刻，他在自家門口用拉丁文雕刻了一行話：「Called or not called, God will be there.」，也就是說，在做心理分析的時候，叫不叫祂都無所謂，上帝就會在那裡出現。她們三位作者的結論是：「做沙遊會讓人連結到上帝，祂就在那個地方等你。」【註四】做沙遊會帶我們進入神聖的經驗。

我在教這「沙遊三聲」的課程時，當教到〈三人談神聖現象〉這一章的時候，榮格所說的同時性（共時性）現象竟然發生了。同時性是指我們認為兩件事沒有關聯，覺得可能只是湊巧同時發生；但其實它們並不是湊巧，而是有意義的連結。那週上課後的禮拜天，我們教會的主任牧師蔡茂堂，在他講道裡就提到了神聖（numinous），讓我覺得蠻驚奇的。他對「神聖」的解釋是：我們感覺到自己的靈魂與神的靈魂相會時所經驗到的生命震撼與稀奇。

他說，神聖相會的觀念是一位德國神學家歐圖（Rudolf Otto, 1869-1937）所提出來的。歐圖以三個拉丁字來表達這個很難描述的神聖經驗，它們就是「mysterium tremendum et fascinans」，英文翻譯為「trembling and fascinating mystery」，中文可以翻譯為「戰兢而吸引人的神祕」。蔡牧師對於神聖相會做進一步的解釋如下：（一）神祕反應（mysterium）：神聖是一個「絕對他者」的存在，人類無法對其分析、了解、描述或掌控。只能目瞪口呆、啞口無言。（二）戰兢反應（tremendum）：神聖是一個「超大權能」的存在，人類在他面前自覺渺小、不配、恐懼、戰兢。只能敬畏自卑、俯伏下拜。（三）吸引反應（fascinans）：神聖是一個「超大權能」的存在，人類在他面前自覺被吸引、渴望、依靠、親近、盼望得到救恩、憐憫與幫助。

對的，就是這麼的有同時性；在這一段時間內，我竟然非常神奇地感受到神聖經驗的神祕，驚奇與其吸引力。

令人感動的繽紛沙盤

接下來我要分享一些很有神聖感覺的沙盤。一般來說當我們的個案做出很神聖的沙盤時，做完後我們一起觀看沙盤時會覺得很感動，很神奇，甚至會流眼淚。那一刻，實在很美妙。

第一個沙盤（圖一）是一位十一歲的美國女孩所做，她在八歲時經歷過很嚴重的性創傷。三年後我讓她做了一系列的沙盤，接近尾聲時她把做出來的沙盤稱為「海底的世界」。

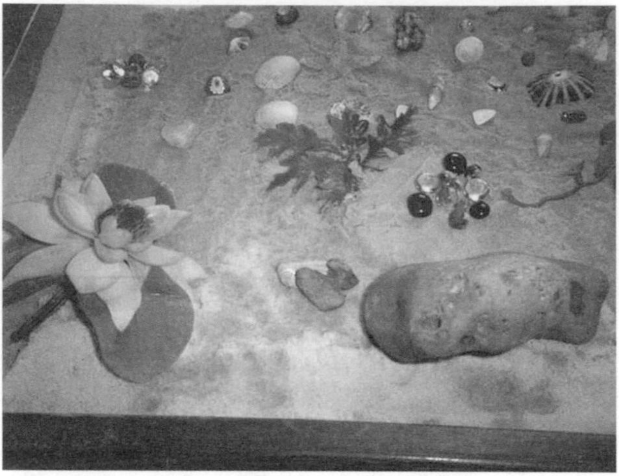

【圖一】十一歲的美國女孩的「海底的世界」

海底的世界有一些亮亮小小的圓形玻璃珠，還有石頭及貝殼，最奇妙的是在左下方有一朵蠻醒眼的蓮花。這朵蓮花讓我想到這被性侵害的女孩在這麼一系列的沙遊治療後，彷彿是似蓮花一樣出污泥而不染，令人覺得好感動。雖然這沙盤是早期照的，那時沒數位相機、照得沒很清楚，看起來沒有非常漂亮，但當個案與我一起凝視它時，我們都愣住了，心中的感動真是難以形容。

接著由一位中年婦女所做的沙盤（圖二）。

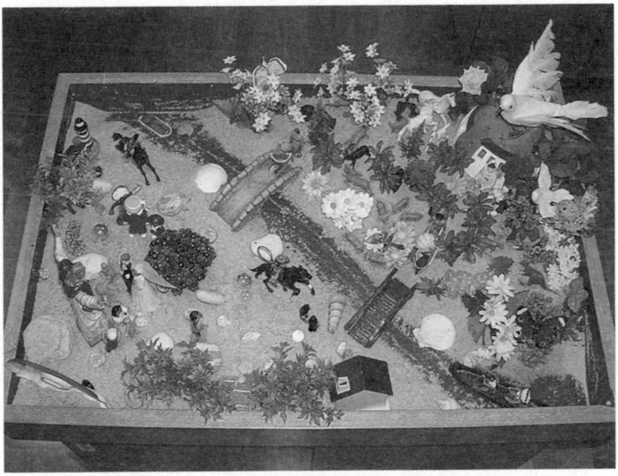

【圖二】憂鬱中年婦女形容創作此沙盤的過程為「我走出了魔咒」。

她來找我做沙遊治療時有嚴重的憂鬱症狀，且有一段時間想自殺。但進行到最後的階段時，她的症狀減輕了，而她最後所做的沙盤充滿了宗教的意象（images）：左下角有高舉雙手在祝福的耶穌，右上角則有仁慈的觀音及代表聖靈的白鴿。一道彩虹在左下方挺立著，與右上角的代表聖靈的大白鴿遙遙相對。有一條河在右下角與左上角流動著，有兩艘船似乎預備要開航。兩個橋的上方有人載著豐盛的食物在走動。這一幅圖很漂亮，讓我與個案看了很感動。這婦女把自己做沙盤的過程形容為「我走出了魔咒」；是的，她確實是走出了魔咒。

再來分享一位中年男士走出中年危機的沙盤（圖三）。

這沙圖是他在沙遊治療做到接近尾聲的時候所做的；這個沙盤中間的背景似乎是一棵生命樹，它上邊有代表會轉化的一隻鳳凰及兩條蛇。中間寫著「welcome」的圓形板被四位天使圍繞著。整張圖呈現出安詳卻帶有生命力及轉化的感覺。

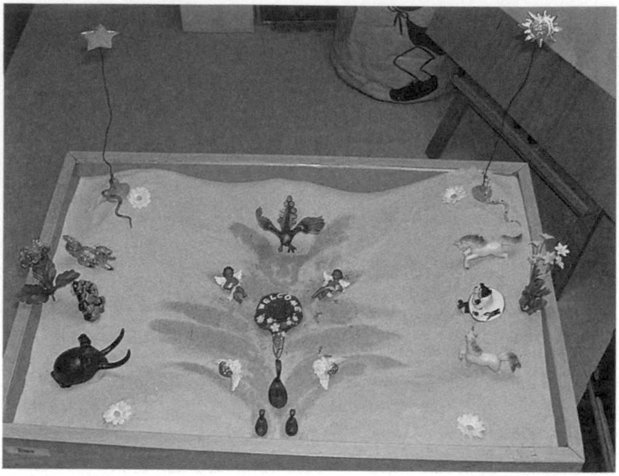

【圖三】中年男士的沙盤

再來，也是一張由同一位男士所做的（沙圖四）；這是他的最終沙盤。他將它命名為「重生」，也可稱為新生（rebirth）。這幅圖中有四個島，四這個數目在榮格來講是完整的數目。又有一個十字架的背景；十字架可以代表上與下、左與右的連接；有兩艘船往中間方向行駛，有聚中的感覺。中間的錐形水晶（crystal）閃閃發亮，似乎代表榮格煉金術中所要達到的最終目標——那種與神性連結的完整性。

這是一位三十多歲的女生所做的最後沙盤（圖五）。她剛來的時候覺得自己就像一棵枯樹一樣，沒有生命。她最後一盤沙：在兩顆枯樹上仔細地裝飾了銀與金；枯樹開花了，而且是銀及金的花。這象徵著在辛苦的煉金中後、煉出了銀與金，非常有生命力。她不再是枯樹而是盛開著亮光的生命樹。

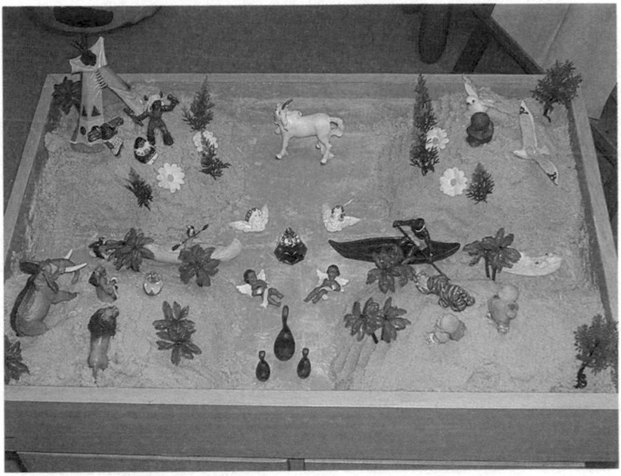
【圖四】一位男士的沙盤：「新生」。

我自己的沙遊與靈性歷程

接下來，我想分享自己在沙遊過程中感動的神聖經驗。每個人要成為沙遊治療師前，都必須先走自己的個人沙遊歷程，而這個人歷程必須是走進很深的心靈經驗。在我自己與我的治療師做個人沙遊的歷程接近尾聲時，有一段時間我們對我所做的沙盤都覺得蠻感動的，有接近神聖的感覺。下面分享兩個這樣的沙

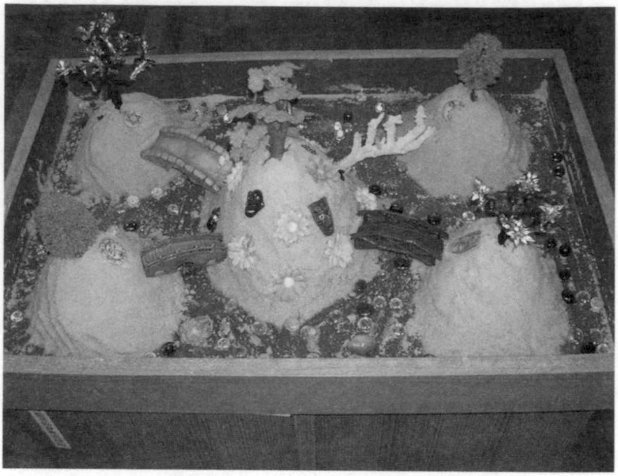

【圖五】三十多歲的女生所做的最後沙盤

盤。

我做「圖六」這個沙盤時很投入，幾乎是進入忘我的境界，完成之後我覺得很興奮、挺滿意自己的創作。在這個沙盤中，可以看到四周有樂器，中間有呈現軸形、一排排的閃亮玻璃珠珠，而最中間是一個扇形水晶。從沙遊與榮格的理論來說，這盤可以代表接觸到本我或自性的現象；我在做的時候很自然、很隨性、也很盡興、毫無意識且不經意地做出了一個曼陀羅的形狀。這是一種忘我的經驗，似是無法控制地一直做，完美呈現上面所描述神聖的現象。

在「圖七」這個沙盤，沙盤四周有很多不同的人物，他們代表我自己的原生家庭、朋友、同學或者教會的人。很特別的是，上面有一排東方的神祇。我是基督教徒，基督徒只拜唯一的真神。然而當一個人進入心靈深處時，可能將對自己不熟悉的物件（在此是東方神祇）也放了上去。這邊放了東方

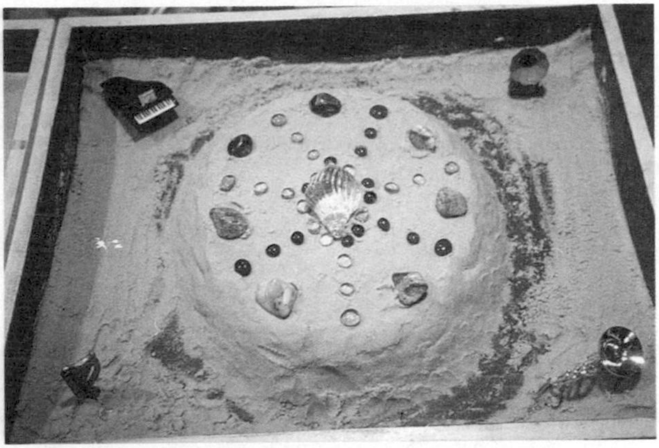

【圖六】梁老師的沙盤（一）。

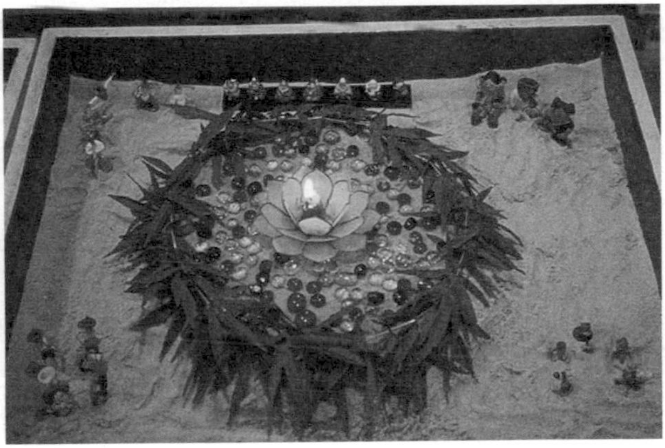

【圖七】梁老師的沙盤（二）。

的神祇，呈現出保護與祝福的象徵。沙盤的中間有許多玻璃小珠珠，而最中間是一朵點著蠟燭的荷花，有一種慶生的感覺。在歐美習俗中，人們會在生日蛋糕上點上蠟燭；點了火，默默許下心願，吹滅火，希望可能成全。這是一幅令人興奮且充滿希望的沙景。

除了在沙盤中出現的神聖經驗之外，我還有一項非常神奇的經驗。它發生在我完成沙盤的個人歷程之後，且是我人生中一段很低潮的時期，可說是我人生的谷底。

在我五十一歲時，我先生決定隻身從美國的家回台灣拼事業，把我留在美國看家、看孩子，並繼續在法院工作。他希望我做到退休年齡，這樣我們的財務才有保障。雖然上帝也許有祂美好的旨意，但當時的我很難適應這樣的情景。一面全職工作，一面又要照顧我們的家、我們的車、我們的孩子，心中有很大的壓力，加上不習慣一個人睡在一張大床上，心情常是很悶、自憐而且很孤單。兩年後我動了一大手術（切除整個膽囊），先生無法回美國陪伴。三年後我還是沒看到與先生同住一家的前景；我的人生在五十四歲時盪入很深的谷底。有一天晚上，我在房間，心情極端難過，卻在這時刻，一種神奇的現象突然出現了。

當時，我完全無法理解那時發生的現象。不在意識中，祂突然出現，無法掌控，就像是蔡牧師所說的那個絕對他者，那個上帝；那個有著超大的權能的絕對他者竟然出現。我被一種洶湧的愛及溫暖層層包圍著；我感受到的訊息是：「妳是我寶貝的女兒，妳不孤單，我愛你。」這個感受持續好多分鐘，而我在這深深的感動中與上帝——那天上的阿爸對話；就像一個女孩與深愛她的爸爸對話一樣。

在這個極端不可思議的神聖經驗之後，我的人生改變了，我不再憂鬱，不覺得孤單，也不再自憐；我的人生充滿平安、寧靜與喜樂。雖然偶爾還是有低潮，但再也沒有到過谷底。最重要是，我開始有使命感——那就是從美國搬回台灣教導沙遊治療的使命感。這與我後面要提到的樋口和彥（Kazuhiko Higuchi）教授在《神聖的愚者》一書裡所提出說，神聖愚者存在著使命感，是相呼應的。

三年後，當我五十七歲時，我接到可以回台灣的訊息；那是一種令我覺得很興奮，篤定是從上帝來的旨意，祂要我回台服務。就這樣，我與台灣的勵馨基金會、台灣沙遊治療學會結下了無法解釋的一種生命一體的緣分。當然，同時也能與我先生住在台灣的家，團圓了。

與大師交會

我回台灣後，仍然遇到神奇的經驗，特別是讓我感動的沙遊大師為我帶來的反響。我想提兩位日本沙遊與榮格大師：樋口和彥教授與河合隼雄（Hayao Kawai）教授。多次與他們的接觸的經驗，讓我感受到很神聖的感覺，是一種靈與靈的互動。在談台灣沙遊之父樋口和彥教授之前，我先談談河合隼雄教授。

河合隼雄教授寫了一本書，書名是《佛教與心理治療藝術》，書中的第一章標題是〈我是誰？佛教徒還是榮格心理師？〉，讓我有同感；因為我常思考的議題是：「我是誰？基督教徒還是沙遊治療師？」我很欣賞這本書；因著這本書，我常想也以他寫的方式來寫一本「基督教與心理治療藝術」。

我個人第一次與河合隼雄教授接觸是在美國明尼蘇達州——我的第二故鄉。我們明州的沙遊學會邀請他來明州講學；講學後，我很榮幸請他吃飯，聊得甚歡。飯後，他送給我一個小小的禮物，是日本修女的小物件。那個小物件在我台灣的沙遊室被使用了很多次，很受歡迎。雖然他是一位佛教徒，卻送我一個基督教的小物件，真是神奇；而我心中在想——他並不知我是基督徒卻送這東

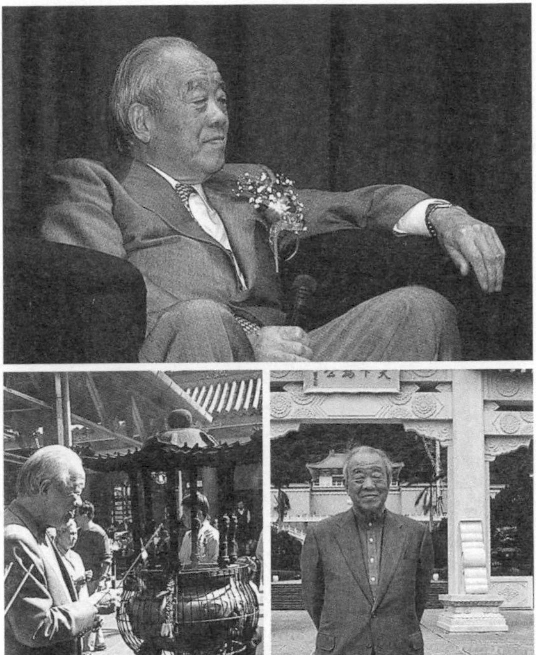

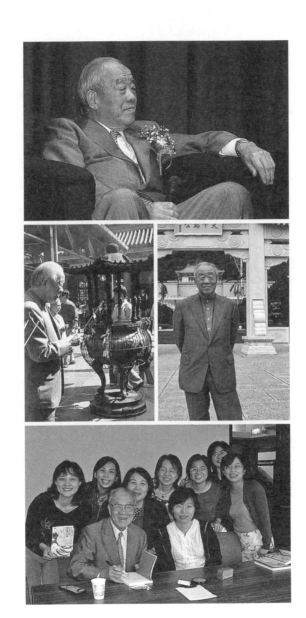

【圖八】河合隼雄教授曾多次來台，曾到龍山寺為沙遊學會祈福，意總是不辭勞苦與沙學會員拍照、簽書。

西，讓我覺得很微妙也很感激。

我與河合隼雄教授是絕對不能比的；他是一位非常偉大的榮格分析師、沙遊治療師，且是被日本人極為尊崇的哲學家，著作甚豐。他曾不辭萬苦來台灣講學，在龍山寺為台灣沙遊治療學會祈福。這一位老人家不辭勞苦為沙遊學會學員簽書，並與眾人一個、一個合照。

雖然不敢與他相比，但我與河合隼雄教授有些相同的看法；譬如他在進行沙遊過程時，會說「I do nothing」，也就是說做沙遊時，「我什麼都不做」。對的，做沙遊時很重要的原則是尊重個案的所做所為，不加以干預。另外，我們也會注意在沙遊治療中的移情。關於移情，河合隼雄教授很出名的一句話就是「hara-transference」。「Hara」的日文意思為丹田，因此「hara-transference」就是丹田的移情。這種移情意指治療師與個案是以丹田來互動，也就是心與心連結在一起的移情。

另外，我們做沙遊的時候、治療師很介意自己是否通過了個案的移情測驗（transference test），意思是，當我們通過移情測驗時，個案才會掏出心肝讓你看見他內在的問題，且願意走進去那不為人知的陰影或黑暗世界。這種深入的歷程是驚險的，但也會帶來出人意外的轉化。在沙遊歷程常常可以看到，個案幾乎毫無保留地、完完全全信任治療師，而我們則是「I do nothing」地陪著他，見證他創傷的痊癒與生命的成長。此外河合隼雄教授與我還有幾個有趣的相似點；找我們治療的個案有三分之一都是基督徒，並且我們早期的沙遊照片都照得不太高明。更不諱言的是，我們的年齡沒差很多；可惜的是河合隼雄教授已於二〇〇七年離開人間。

我和河合隼雄教授不同之處在於，他在日本被公認為是著名的哲學家，而我對這方面並不精通。他很擅長演講，每次演講時都人潮洶湧，坐無虛席，而講完後常常是掌聲如雷，聽眾大為感動。與他相比，我最不喜歡且不擅長的就是演講。河合隼雄教授出版過兩百多本書，而我只有寥寥幾本而已。另外他在書上說他是曖昧的佛教徒，而我是很篤定的基督徒。

接下來，介紹大家暱稱為台灣沙遊之父的樋口和彥教授。樋口和彥教授是一位很豪爽、很有義氣的日本榮格分析師、沙遊治療師，也是一位基督教牧師。他曾是國際沙遊治療學會的副主席；對於在亞洲推廣沙遊治療很有責任感。他老先生不辭勞苦來台灣許多次，教導沙遊治療與榮格分析理論。

西元二〇〇二年他第一次來台灣，為我們剛成立的台灣沙遊協會（後來改名為沙遊治療學會）當嘉賓及講員。於西元二〇〇六年，心靈工坊與台灣沙遊治療學會為他的著作《神聖的愚者》舉辦簽書會。此書第一章為〈神聖的愚者〉，第二章是〈負傷的治療者〉。

在〈神聖的愚者〉中，他提到宗教的核心部分是神聖的愚者，其中的涵義就是內化複雜事物的

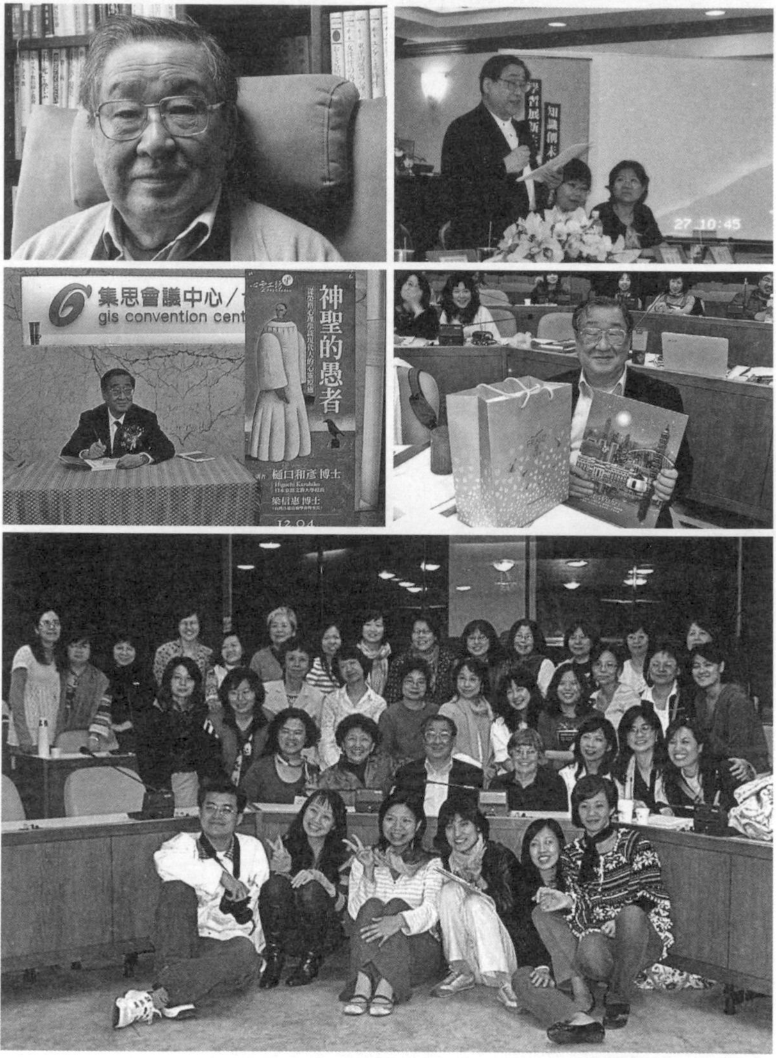

【圖九】樋口和彥教授亦曾多次來台，與台灣沙學會員有許多美好的交會，楷模永留人心。

單純，也就是十字架的愚拙。神聖的愚拙中存在著使命，神聖愚者的最終現象就是耶穌。這讓我想到樋口和彥教授本身就是一個很可愛、很熱誠、很外向的人，他喜歡喝酒，蠻有幽默感；他有時就像一個單純的孩子一樣天真，讓人喜歡他。對於他所提到的神聖愚者耶穌，我猜想樋口和彥教授是認同，並朝著神聖愚者耶穌的標竿前進。

樋口和彥教授對於負傷的治療者則這麼做解說：「我們所期待的醫師是一位願意傾聽，為我們感動，關心我們，偶爾也會生病的平凡人。這樣的能力我稱為受苦的能力，這種承受痛苦的能力，使他可以背負他人的傷，讓自己變得軟弱；擁有這樣能力的人才能用自己的傷去治愈他人的傷。」談到治癒他人的傷，我認為樋口和彥教授的觀念滿有意義的；他這麼形容治療者與被治療者時：「兩人同舟共濟是心理治療中最重要的事，沒有誰是治療者，誰是被治療者，當兩個人一起存在的時候，一種被稱為治癒的現象經常會成為一個附帶品而出現。」

這是一個很棒的概念。我們每位治療師都是負傷的治療者，因為我們的負傷，我們才能治癒別人的傷。樋口和彥教授最後一次來台灣是二〇一〇年，我們送他一張很大的卡片與禮物，他高興得笑容滿面；他的楷模與笑容永遠留在我們心中。另外我們沙遊學會對樋口和彥教授最大的感恩是：他在離開世間的前幾天，即二〇一三年的七月底，打電話給國際沙遊治療學會的理事會、支持並進而促成我們台灣沙遊學會成為國際學會的國家分會。

我與樋口和彥教授的相似之處在於，我們都是基督教徒及沙遊治療師，也都只有幾本著作，且因為都是基督徒的關係，我們彼此之間很能溝通，也有類似的人生觀。舉例來說，他說死亡不是我們的終點，婚姻是心靈磨練的場所，還有我們都必須跟我們的陰影搏鬥；我很認同這些觀點。我們不同之處則為，我與他相較，他很外向、好客、豪邁、有幽默感、喜歡喝酒、喜歡冒險；我則是內向、嚴謹、不太敢也不喜歡冒險。此外，他生前還是日本生命線電線聯盟的理事長，非常注重城市的生命線專線，他說城市裡有一個二十四小時全年無休的生命線是很重要的，是一種可以令人心安的現象。他對這方面非常認真，他認為一個人在夜深人靜的痛苦時分，沒有人可以說話的時候，就可以打電話到生命線，因此生命線的存在是讓我們心安的一件事。

最後我想分享的是德國籍的古倫神父（Anselm Grun），他是天主教徒，撰寫出很多與心靈相關的基督教書籍。他在這本書《耶穌，你的心靈醫師：比喻與醫治故事的內在醫治力》中認為耶穌主要以三種方法來醫治病人。第一種是講述比喻，耶穌並不教訓人，而是給人醫治人的內心圖像。這和沙遊治療有相似；治療師不教訓被治療者，只讓他們靜靜地做沙盤，就會帶來一些療癒的內心圖像。第二種是耶穌的話語，祂用一些智慧話語來開啟人們的眼睛，讓人們看到生命的真理。第三種是用不同的治療方式來醫治不同的病人。耶穌醫治故事中的醫治類型有：（一）耶穌親自與人相遇；（二）耶穌給人新的生命方向；（三）耶穌既是父親也是母親；（四）耶穌觸摸病人；（五）心靈關懷的最終目標：使當事人與內心上帝賜給他的泉源接觸；那是自我療癒的泉源，是能力與天賦的泉源，也是力量與希望的泉源。

我們心理治療師也應是多元的，針對不同的個案要有不同的策略，也可能採取不同的治療方法。我深信，當我們讓個案與他們內心的自我療癒泉源接觸時，他們就會轉化了。這就是沙遊治療很奇特的元素：當個案與治療師有丹田似的移情，他們會願意進入心靈的深處，而與內心的自我療愈泉源相遇，進而那叫做療癒的現象就會自然發生了。

耶穌說：「我來了，是要叫人得生命，並且得的更豐盛。」祂又說：「我就是好牧人，好牧人為羊捨命。」耶穌提到為羊捨命的精神，是我無法想像，且無法做到的那種愛。雖然達不到，而且還離得甚遠，我仍鼓勵自己朝那個方向追尋與邁進。成為類似耶穌那麼愛人，且為羊捨命的好牧人，是我人生的目標；耶穌醫治病人的方法，是我在做心理治療師時想繼續學習的典範。

【註一】原文為“The main interest of my work is not concerned with the treatment of neurosis but rather with the approach to numinous. But the real fact is that the real therapy inasmuch as you attain to the numinous experiences you are released from the curse of pathology.” (Jung 1945, letter)

【註二】原文為“ The whole experience of doing sand is a numinous experience, and this seems to have something to do with connecting with the silence, with the therapist, and with the sand images.”

【註三】原文為“ In order to go through the dark night of the soul, we need that connection to the numinous—and the spirit—to keep going. Sandplay and the sandplay therapist hold this space and possibility open for us.”

【註四】原文是“So doing sandplay connects us to the God who will be there.”

梁信惠

勵馨社會福利基金會諮商輔導專業顧問及董事、台灣沙遊治療學會創會理事長、現任常務監事，同時也是國際沙遊治療學會理事——台灣沙遊治療學會（國際分會）的代表，是台灣沙遊治療的引進者，並盡全力投入本土沙遊治療師的培育。她以臨床心理師及沙遊治療專長投入勵馨基金會，長年協助受性侵與家暴婦女及小孩的輔導，成效卓著。

【附錄】

延伸閱讀

- 《意義的呼喚：意義治療大師法蘭可自傳》（2017），維克多・法蘭可（Viktor E. Frankl），心靈工坊。
- 《說謊之徒：真實面對謊言的本質》（2016），史考特・派克（M. Scott Peck, M. D.），張老師文化。
- 《熟年真好》（2016），楊蓓，法鼓。
- 《八週正念練習：走出憂鬱與情緒風暴》（2016），馬克・威廉斯（Mark Williams）、約翰・蒂斯岱（John Teasdale）、辛德・西格爾（Zindel Sega），張老師文化。
- 《傾聽靈魂的聲音：25週年紀念版》（2016），湯瑪斯・摩爾（Thomas Moore），心靈工坊。
- 《自殺與靈魂：超越死亡禁忌，促動心靈轉化》（2016），詹姆斯・希爾曼（James Hillman），心靈工坊。

- 《靈魂密碼：活出個人天賦，實現生命藍圖》（2015），詹姆斯．希爾曼（James Hillman），心靈工坊。
- 《靈性之旅：追尋失落的靈魂》（2015），莫瑞．史丹（Murray Stein），心靈工坊。
- 《纏足幽靈：從榮格心理分析看女性的自性追尋》（2015），馬思恩（Shirley See Yan Ma），心靈工坊。
- 《找回內心的寧靜：憂鬱症的正念認知療法（第二版）》（2015），馬克．威廉斯（Mark Williams）、約翰．蒂斯岱（John Teasdale）、辛德．西格爾（Zindel Sega），心靈工坊。
- 《一日浮生：十個探問生命意義的故事》（2015），歐文．亞隆（Irvin D. Yalom），心靈工坊。
- 《靈魂暗夜：行過生命幽谷的真實故事與靈訊》（2015），潘蜜拉．克里柏（Pamela Kribbe），方智。
- 《存乎一心：東方與西方的心理學與思想》（2014），麥基卓（Jock McKeen）、黃煥祥（Bennet Wong），張老師文化。
- 《烽火家人：從原生家庭看自我成長》（2014），楊蓓，法鼓。

- 《當下，與情緒相遇：諮商心理師的情緒理解與自我生命歷程》（2013），曹中瑋，張老師文化。
- 《叛逆中年》（2012），楊蓓，法鼓。
- 《心靈地圖（新版）：追求愛和成長之路》（2010），史考特·派克（M. Scott Peck, M.D.），天下文化。
- 《心靈祕徑：11個生命蛻變的故事》（2009），呂旭亞、白崇亮等，心靈工坊。
- 《當下，與你真誠相遇——完形諮商師的深刻省思》（2009），曹中瑋，張老師文化。
- 《走過痛苦》（2009），鄭玉英，光啟文化。
- 《逆境中得平安》（2008），巴納丁樞機主教（Joseph Cardinal Bernardin），上智。
- 《勇氣與自由》（2008），楊蓓，心靈工坊。
- 《沙游治療研究與案例》（2007），梁信惠，五南。
- 《神聖的愚者》（2006），樋口和彥（Higuchi Kazuhiko），心靈工坊。
- 《家庭會傷人：自我重生的新契機》（2006），約翰·布雷蕭（John Bradshaw），張老師文化。

- 《佛教與心理治療藝術》（2004），河合隼雄（Hayao Kawai），心靈工坊。
- 《故事・知識・權力：敘事治療的力量》（2001），麥可・懷特（Michael White）、大衛・艾普斯頓（David Epston），心靈工坊。
- 《家庭祕密：重返家園的新契機》（1997），約翰・布雷蕭（John Bradshaw），張老師文化。

心靈工坊 PsyGarden

CA090

靈性的呼喚

十位心理治療師的追尋之路

The Spiritual Call: 10 Phychotherapists' Journey

呂旭亞、李燕蕙、林信男、梁信惠、張達人、
張莉莉、陳秉華、曹中瑋、楊　蓓、鄭玉英──著

出版者—心靈工坊文化事業股份有限公司
發行人—王浩威　總編輯—王桂花
責任編輯—趙士尊　封面設計—黃昭文　特約編輯—周雪伶
內文排版—龍虎電腦排版股份有限公司
通訊地址—10684 台北市大安區信義路四段 53 巷 8 號 2 樓
郵政劃撥—19546215　戶名—心靈工坊文化事業股份有限公司
電話—02）2702-9186　傳真—02）2702-9286
Email—service@psygarden.com.tw　網址—www.psygarden.com.tw
製版・印刷—彩峰造藝股份有限公司
總經銷—大和書報圖書股份有限公司
電話—02）8990-2588　傳真—02）2290-1658
通訊地址—248 新北市新莊區五工五路二號
初版一刷—2017 年 3 月　ISBN—978-986-357-088-2　定價—320 元

國家圖書館出版品預行編目（CIP）資料

靈性的呼喚：十位心理治療師的追尋之路 / 呂旭亞等著 . -- 初版 . -- 臺
北市：心靈工坊文化 , 2017.03
面；　公分
ISBN 978-986-357-088-2（平裝）

1. 心理治療師　2. 自我實現　3. 個案研究

419.1　106003146

心靈工坊 PsyGarden 書香家族 讀友卡

感謝您購買心靈工坊的叢書，爲了加強對您的服務，請您詳塡本卡，
直接投入郵筒（免貼郵票）或傳眞，我們會珍視您的意見，
並提供您最新的活動訊息，共同以書會友，追求身心靈的創意與成長。

書系編號－CA090　書名《靈性的呼喚：十位心理治療師的追尋之路》

姓名　是否已加入書香家族？ □是 □現在加入

電話（公司）　（住家）　手機

E-mail　生日　年　月　日

地址 □□□

服務機構／就讀學校　職稱

您的性別─□1.女 □2.男 □3.其他

婚姻狀況─□1.未婚 □2.已婚 □3.離婚 □4.不婚 □5.同志 □6.喪偶 □7.分居

請問您如何得知這本書？
□1.書店 □2.報章雜誌 □3.廣播電視 □4.親友推介 □5.心靈工坊書訊
□6.廣告DM □7.心靈工坊網站 □8.其他網路媒體 □9.其他

您購買本書的方式？
□1.書店 □2.劃撥郵購 □3.團體訂購 □4.網路訂購 □5.其他

您對本書的意見？

封面設計	□ 1.須再改進	□ 2.尚可	□ 3.滿意	□ 4.非常滿意
版面編排	□ 1.須再改進	□ 2.尚可	□ 3.滿意	□ 4.非常滿意
內容	□ 1.須再改進	□ 2.尚可	□ 3.滿意	□ 4.非常滿意
文筆／翻譯	□ 1.須再改進	□ 2.尚可	□ 3.滿意	□ 4.非常滿意
價格	□ 1.須再改進	□ 2.尚可	□ 3.滿意	□ 4.非常滿意

您對我們有何建議？

▲您的意見，我們將轉貼在心靈工坊網站上，www.psygarden.com.tw

廣 告 回 信
台北郵局登記證
台北廣字第1143號
免 貼 郵 票

心靈工坊 PsyGarden

台北市106信義路四段53巷8號2樓
讀者服務組　收

免　貼　郵　票

（對折線）

加入心靈工坊書香家族會員
共享知識的盛宴，成長的喜悅

請寄回這張回函卡（免貼郵票），
您就成爲心靈工坊的書香家族會員，您將可以——

⊙隨時收到新書出版和活動訊息

⊙獲得各項回饋和優惠方案